BASTEI LÜBBE

Über dieses Buch:

»Heute geht's schon wieder besser« – diesen Satz hörte Caroline Beil immer wieder von ihrem schwer gezeichneten krebskranken Vater. Beide wussten, dass diese hoffnungsvolle Aussage das Gegenteil dessen war, was alle zu erwarten hatten.

Als Peter Beil im April 2006 mit der niederschmetternden Diagnose »Lungenkrebs« konfrontiert wurde, war seine Tochter die Erste, die davon erfuhr. Sie nahmen den Kampf um sein Leben gemeinsam auf – gegen ignorante Ärzte und eine Chemo-Mafia in einem zynischen Gesundheitssystem. Als sie endlich die Hilfe fand, die ihren Vater hätte retten können, war es bereits zu spät: die hyperthermische Behandlung konnte nur noch lindern, nicht mehr heilen. Caroline Beil erzählt ihre ganz persönliche Geschichte – und zeigt sich dabei von einer Seite, die die Öffentlichkeit bisher von ihr nicht kannte.

Mit diesem Buch möchte Caroline Beil ihre eigene Erfahrung widerspiegeln, auch um anderen Familien, die durch eine ähnlich tragische Zeit gehen, Mut zu machen, ihr eigenes Schicksal zu verarbeiten.

Über die Autorin:

Caroline Beil ist vor allem bekannt als Fernsehmoderatorin und Schauspielerin. Als Tochter des Schlagersängers und Trompeters Peter Beil genoss sie eine Gesangs- und Schauspielausbildung; Studium der Sozialwissenschaften an der Hamburger Universität für Wirtschaft und Politik. Sie moderierte das Boulevardmagazin »Blitz« von 1999 bis 2004. Heute wirkt sie erfolgreich in Serien und Fernsehfilmen mit und ist gern gesehener Gast in allen erdenklichen Fernsehformaten.

Caroline Beil engagiert sich unter anderem für die Deutsche Gesellschaft für Hyperthermie, die Sie mit dem Kauf dieses Buches unterstützen.

Caroline Beil

»Heute geht's schon wieder besser ...«

Der lange Abschied von meinem Vater

Aufgezeichnet von
Sabine Eichhorst

BASTEI LÜBBE

BASTEI LÜBBE TASCHENBUCH
Band 61 643

1. + 2. Auflage: November 2008

Haftungsausschluss
Dieses Buch beruht auf wahren Begebenheiten, die sich in den Jahren 2006 und 2007 ereignet haben. Medizinische Fakten wurden von Autorin und Verlag mit größtmöglicher Sorgfalt recherchiert, nachgeprüft und beschrieben. Dennoch können weder Autorin noch Verlag eine Haftung für alle Angaben im Buch übernehmen.
Zum Schutz der Rechte aller Personen wurden Namen, Orte und Details verändert.

Originalausgabe

Bastei Lübbe Taschenbücher in der Verlagsgruppe Lübbe

Lektorat: Susanne Haffner
Titelbild: www.redpoint.de
Fotos Umschlagrückseite und Seite 5: © privat
Umschlaggestaltung: Nadine Littig
Satz: Textverarbeitung Garbe, Köln
Druck und Verarbeitung: CPI – Ebner & Spiegel, Ulm
Printed in Germany
ISBN 978-3-404-61643-5

Meine liebe Caro,
egal, was passiert:
Da gibt es einen, der Dich liebt und
immer lieben wird …

Dein Fesi

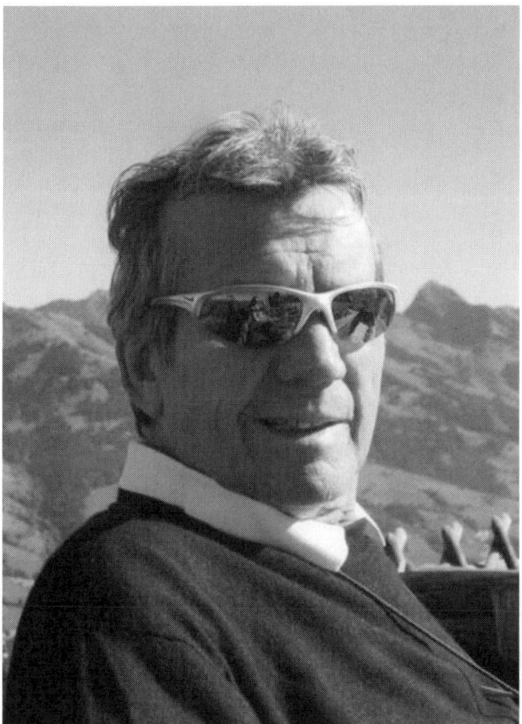

KAPITEL 1

Auf sechs Spuren rauscht Verkehr, als mein Vater auf die Straße tritt, ein Strom von Autos, der vorbeizieht, die meisten zu schnell, nur wenige Fahrer halten sich an die vorgeschriebene Geschwindigkeit, und wenn, dauert es nicht lange, bis jemand hupt. Alle haben ein Ziel, und niemand hat Zeit.

Mit einem Geräusch, als würde ein Stein ins Wasser fallen, fällt die Haustür ins Schloss. Er zögert einen Moment, dann klappt mein Vater den Kragen seiner Jacke hoch und läuft, entgegen der Fahrtrichtung, den Bürgersteig hinunter, vorbei an Autos, die am Straßenrand parken, und einer Politesse, die einen Strafzettel unter den Scheibenwischer eines Geländewagens schiebt. Er weicht einem Müllcontainer aus, den jemand auf den Gehweg gerollt hat, und einer Gruppe junger Mütter, die um ein halbes Dutzend Kinderwagen herumstehen, lachen und Kaffee aus Pappbechern trinken. Er räuspert sich und tastet nach den Schlüsseln in seiner Tasche. Er öffnet die Tür seines dunkelblauen Mercedes' und steigt ein.

Wieder fällt eine Tür ins Schloss.

In der Hand hält mein Vater einen braunen Umschlag.

Beim ersten Klingeln weiß ich, dass er es ist.

»Ich habe die Unterlagen«, höre ich meinen Vater sagen.

»Was hat der Arzt gesagt?«

Mein Vater räuspert sich. »Nichts.«

»Nichts …?« Ich höre das Rascheln von Papier. Ich höre das Knistern in der Leitung und das Rauschen des Verkehrs.

»Am besten lese ich mal vor, was hier steht …« Er holt Luft. *»Ausgedehnte poly-zykli-sche spi-ku-lär auslaufende Raumforderung im OL re. cranio-dorsal mit einem Durchmesser von gut 4 cm und feinen spi-ku-lären …«*

Ich setze mich. Ich höre die vertraute Stimme, die sich durch medizinische Fachbegriffe, lateinische Namen und Abkürzungen müht, während ich versuche, deren Bedeutung und Sinn zu erfassen.

»Kl. retikuläre Infiltrate finden sich auch im a-pi-kal-en UL-Segment rechts. Eine rundherdartige Struktur am Lappenspalt re. mit einem Durchmesser von etwa 8 mm, auch im ML bestehen feine re-ti-ku-lä-re In-fil-tra-te …«

Keine Bronchitis, schießt es mir durch den Kopf. Keine Bronchitis, wie sein Hausarzt behauptet. Und keine Lungenentzündung, wie ich gehofft habe, als ich die Röntgenbilder meines Vaters im Internet mit Bildern anderer Patienten verglich, weil der Radiologe sich nur vage geäußert und eine Computertomografie zur genaueren Diagnosestellung angeordnet hatte. Dunkle Flecken, die gesundes Lungengewebe darstellen … Helle Flecken, die entzündetes, geschwollenes Lungengewebe zeigen … Nervös fahre ich mir mit der Hand durch die Haare, klemme lose Strähnen hinters Ohr.

Mein Vater hustet, dann ist es still.

»Bist du noch da?«, rufe ich.

»Ja, ja …« Etwas knistert, raschelt, dann liest er weiter. *»Insbes. finden sich ausgedehnte LK-Vergrößerungen mediastinal insbes. rechts …«* Mein Vater spricht leise, verschluckt Silben, und ich presse das Telefon ans Ohr. *»Z.T. aber auch li. in der Trachea, Durchmesser bis zu 4,5 cm, am aorto-pulmonalen Fenster, in-fra-ca-ri-nal und auch li. hilär …«*

Ich höre die Angst in seiner Stimme.

Ich höre die Stille in meiner Berliner Wohnung.

Vor ein paar Tagen habe ich ihn in Hamburg besucht. Seine Frau rieb ihm die Brust mit Kräutern ein, und mein Vater witzelte und lobte die Wirkung des berühmt-berüchtigten Kerbelbrustwickels, die Kranke aus aller Welt zu den letzten Kräuterheilerinnen pilgern ließ, die die einst geheimen und nur einigen Eingeweihten überlieferten Rezepte noch kannten. Er hustete und lachte, und wir lachten mit ihm, dankbar, dass er uns erlaubte zu vergessen, dass er abgenommen hatte. Dass er an manchen Tagen nicht einmal Appetit auf Süßigkeiten hatte. Dass er seit Kurzem Blut spuckte.

»Beurteilung …«, höre ich meinen Vater sagen. Die Verbindung ist plötzlich klar, kein Rauschen stört die Stille. Ich klemme eine Haarsträhne hinters Ohr. Mit der Hand fahre ich über die Tischplatte vor mir, reinige sie von unsichtbarem Staub. Ich denke an den Laborbericht, der auf dem Sekretär meines Vaters lag, ein Blutbild, oben auf dem Befund stand der Name seines Hausarztes. Ein Wert war höher als alle anderen. Ich wählte mich ins Internet ein und gab »CEA-Wert« ein; es handelte sich um einen Tumormarker. Bei gesunden Menschen liegt er bei 5 bis 10 Mikrogramm – der CEA-Wert meines Vaters betrug 575,70. Immer wieder verglich ich die Zahlen, rief andere Seiten auf, las dort nach, recherchierte. Die Diagnose war immer dieselbe, und sie war eindeutig: Schon bei einem achtfach erhöhten Wert konnte man von einer Krebserkrankung ausgehen.

Mir war, als greife eine kalte Hand nach mir.

Im Nebenzimmer hörte ich meinen Vater lachen und die Vorzüge von Kräutern und Brustwickeln preisen. Das Telefon klingelte, und irgendwo im Haus schaltete jemand einen Staubsauger an. Ich fror; an einem Tag im Frühling, während draußen die Sonne schien. Irgendwann fuhr ich den Computer herunter, stand auf und ging zurück ins Wohnzimmer. Ich lächelte und stellte meinem Vater einen Teller mit Keksen hin. Ich sagte kein Wort. Was wusste ich schon, schließlich war ich keine Ärztin, ich konnte mich irren.

Mein Vater räuspert sich. *»Beurteilung«*, wiederholt er. *»Gr. Bronchialkarzinom im OL im Bereich der Lungenspitze …«*

Ich schlucke. Ich kämpfe gegen den Druck in meiner Brust.

Mein Vater liest weiter, er liest: *»… mit breiten Ausläufern in der Umgebung zur Pleura, ausgedehnte LK-Metastasen mediastinal, aber auch bds. hilär, die die gr. Bronchien im Hilus re. schon leicht einengen. Retikuläre Infiltrate im OL, gering auch im ML und UL rechts.«* Er liest den Befund bis zur letzten Zeile.

Dann schweigt er.

Auch ich sage kein Wort.

Irgendwann höre ich meinen Vater murmeln: »Karzinom … – das klingt nicht gut.«

»Nein …«, antworte ich. Meine Finger, feucht und kalt, umklammern das Telefon.

»Was bedeutet das alles?«, fragt mein Vater, und mein Magen verkrampft sich. »Was heißt ›Pleura‹? Was sind ›Infiltrate‹?«

»Pleura heißt Brustfell …«, antworte ich. Meine Gedanken rasen. Verdammt, schreit eine Stimme in mir, jeder weiß, was ein »Karzinom« ist!

»Und wieso erklärt mir das niemand?«

»Hast du nicht mit dem Arzt gesprochen?«

»Nein. Sie haben mir den Umschlag mit dem Befund und den Bildern gegeben und gesagt, ich soll damit zu meinem Hausarzt gehen.« Er hustet, und ich höre, wie er das Fenster öffnet. Ich friere.

»Was …«, fragt er, und seine Stimme klingt wie die eines verängstigten Kindes. »Was ist ein Karzinom?«

Mühsam bewege ich die Lippen, öffne den Mund. Die Worte fallen heraus wie Eisstücke. »Das … könnte … Krebs … sein.«

Es ist still in der Leitung. Nur der Verkehr rauscht.

»Ach so …«, sagt mein Vater.

Als habe man ihm eine klare und doch rätselhafte Botschaft überbracht. Als habe er verstanden und doch nicht begriffen, dass er Lungenkrebs hat.

Mein Vater legt das Handy auf den Beifahrersitz und schiebt die Papiere in den Umschlag. Er lässt den Motor an und schließt das Fenster. Es ist ein freundlicher, aber kühler Frühlingstag. Es ist Dienstag, der 25. April 2006.

Er blinkt und fädelt sich in den Verkehr ein. Er folgt einem Linienbus und biegt an der nächsten Kreuzung rechts ab, in eine ruhige Wohnstraße mit Jugendstilhäusern. Am Straßenrand stehen Bäume, sie treiben Knospen, und am Boden neben ihren Stämmen blühen Krokusse und Narzissen. Doch mein Vater sieht sie nicht. Er fährt zügig. Ab und zu räuspert er sich. Er hört keine Musik.

Vor der Praxis des Radiologen parkt er.

Er steigt ein paar Stufen hoch und klingelt. Es dauert, bis das Summen des Türöffners ertönt. Am Empfang richten zwei Sprechstundenhilfen Blumen in einer Vase. Erstaunt sehen sie meinen Vater an. Er ignoriert die Blicke und grüßt; er ist ein höflicher Mensch. Er bittet um ein kurzes Gespräch mit dem Doktor. In der Hand hält er den Umschlag.

»Aber der Herr Doktor ist nicht mehr da«, sagt die jüngere der beiden Frauen. Die andere schaut auf ihre Uhr.

Mein Vater zögert. »Dann würde ich gern die Frau Doktor sprechen«, sagt er. Es ist eine Gemeinschaftspraxis.

»Die Frau Doktor …«, sagt die jüngere Sprechstundenhilfe, während sie ein paar langstielige Tulpen um einen Forsythienzweig arrangiert, mit kritischem Blick die Position der Vase prüft und sie nach links schiebt, sodass sie schließlich zwischen ihr und meinem Vater steht. »Da muss ich nachsehen …«

Mein Vater lächelt und tritt einen Schritt zur Seite. Die ältere Sprechstundenhilfe knüllt Papier zusammen und wischt einen Wassertropfen vom Rand der Vase. Ohne meinen Vater anzusehen, sagt sie: »Die Frau Doktor hat keine Zeit.«

Die jüngere Sprechstundenhilfe blättert im Terminkalender.

»Es ist sehr wichtig.« Mein Vater deutet auf den Umschlag.

»Aber die Frau Doktor hat wirklich keine Zeit.« Die Jüngere blättert durch die Seiten. »Ich könnte Ihnen einen Termin für Freitagmittag geben.«

»Bitte …«, sagt mein Vater und presst den Umschlag wie einen Schutzschild vor seine Brust. »Ich möchte nur, dass man mir etwas erklärt …«

Die Ältere misst ihn mit kühlem Blick »Sie haben doch gehört, was meine Kollegin gesagt hat.« Dann verschwindet sie hinter einer Tür, auf der »Aufenthaltsraum« steht. Hinter einer Tür weint ein Kind, und eine Frau ruft: »Schön stillhalten …« Das Kind schreit.

Die junge Sprechstundenhilfe reicht meinem Vater einen Zettel. Ein Termin, in drei Tagen – er weiß nicht, was er sagen soll.

Mein Vater räuspert sich und geht.

KAPITEL 2

Das erste Mal sieht er sie im *Hilton* in Berlin. Sie ist jung, hat ihr dunkles Haar hochgesteckt, und mit ihrer schmalen Nase und den vollen Lippen erinnert sie ihn an Faye Dunaway. Sie ist *Miss Hamburg*, und an diesem Abend soll im Ballsaal des Hotels die neue *Miss Deutschland* gekürt werden.

Er ist der Stargast des Abends. Sechs Jahre zuvor hat man ihn in Peter Frankenfelds Fernsehsendung *Toi, toi, toi* entdeckt. Man hat ihm einen Plattenvertrag angeboten, er hat mehrere Schallplatten aufgenommen. 1961 schafft er mit *Corinna, Corinna* den Durchbruch, ist wochenlang in den Hitparaden, bekommt eine Goldene Schallplatte. Er singt im Fernsehen, gibt Konzerte, geht auf Tournee. Er trifft Josephine Baker im *Lido* in Paris, tritt mit dem noch unbekannten Udo Jürgens auf, mit Gus Backus und Bill Ramsey, mit Heidi Brühl, Esther Ofarim, Nana Mouskouri. Auch er ist sehr attraktiv – schlank, schwarzes Haar, braune Augen, ein gewinnendes Lächeln. Manche halten ihn für einen Italiener, und er spielt damit.

So begegnen sie sich.

Meine Eltern heiraten 1966, im selben Jahr komme ich zur Welt.

Mein Vater ist auf dem Höhepunkt seiner Karriere, beliebt, bekannt und erfolgreich. Er verdient viel Geld und gibt es mit vollen Händen aus. Anfangs wohnen wir in einem Penthouse, das dem Geiger Helmut Zacharias gehört; später ziehen wir in eine Zwölfzimmerwohnung an der Alster. Er fährt einen weißen Mercedes-Benz 230 SL, einen der ersten, die vom Band rollten, kauft edle Anzüge, Kleider und Schmuck und feiert Feste, zu denen er alle einlädt, die er kennt.

Er stammt aus einer kleinbürgerlichen Familie. Mein Großvater läuft jeden Tag zehn Kilometer zu Fuß zur Arbeit; ich werfe den Leuten von der Straßenbahn doch nicht mein Geld in den Rachen, schimpft er. Ein paar Groschen für eine Fahrkarte sind ihm zu teuer, und meine Großmutter muss im Supermarkt einkaufen, was gerade im Angebot ist. Doch meine Omi kann aus Krümeln ein Festmahl machen. Sie ist eine warmherzige Frau, die die Familie zusammenhält, und sie ist sehr musikalisch. Mit ihren Kindern singt sie mehrstimmige Lieder, die drei bekommen Klavier-, Trompeten-, Flöten- und Geigenunterricht, und als Jugendliche spielen mein Vater und sein älterer Bruder im Posaunenchor. Meine Großmutter weckt in meinem Vater die Liebe zur Musik. Beide stehen sich sehr nahe; vielleicht ist er sogar ihr Lieblingskind.

Mein Großvater ist unmusikalisch. Er malt und sammelt mit Leidenschaft Briefmarken. Er schuldet niemandem je einen Pfennig, und auf seinem Schreibtisch herrscht penible Ordnung. Er ist ein kühler, strenger Mann, der meinen Vater im Winter in kurzen Hosen auf die Straße schickt und ihn verprügelt, als er sich ein Paar Jeans wünscht.

Vaters Bruder geht, trotz Einser-Abiturs, nach der Schule zum Finanzamt, seine Schwester besucht die Hauswirtschafts- und die Handelsschule. Er selbst beginnt eine kaufmännische Ausbildung. Doch er will Musik studieren.

Als er zu Hause sagt, er wolle Künstler werden, wirft mein Großvater ihn raus. Ein Onkel leiht meinem Vater Geld. Er wohnt zur Untermiete bei einer älteren Dame, studiert tagsüber an der Hamburger Hochschule für Musik und Theater klassische Trompete und Gesang und tritt abends mit Kommilitonen bei privaten Festen auf. Seine Band, die *Crazy Combo*, wird schnell zum lokalen Geheimtipp. Peter Frankenfeld lädt sie in seine Fernseh-Show ein – und mein Vater wird entdeckt.

Nach *Corinna, Corinna* hat er weitere Hits: Mit den *Ricky Boys* nimmt er *Hello, Mary Lou* auf, als Solist singt er *Carolin, Carolina*, *Und ein Zug fährt durch die Nacht*, *Kleine Nervensäge Monika*, *Nummer eins in meinem Herzen*, *Weil ich dich liebe*. Er tritt mit Caterina Valente, Wencke Myhre, Greetje Kauffeld, Bibi Johns, Maria und Frank Duval, Pirko Manola und anderen Schlagerstars auf. Er bekommt säckeweise Fanpost. Doch der Erfolg steigt ihm nie zu Kopf. Er genießt das Leben und gibt, anders als mein Großvater, Geld großzügig aus – denn es bedeutet ihm nichts. Er kennt keinen Dünkel, zieht mitten auf dem Jungfernstieg seinen Kaschmirmantel aus und schenkt ihn einem frierenden Bettler. Er verlässt morgens das Haus, trifft auf der Straße die Männer von der Müllabfuhr und lädt sie ein – meine Mutter findet sie später im Wohnzimmer, wo sie auf weißen Sofas und teuren Teppichen sitzen und mit meinem Vater Skat spielen.

Meine Mutter stammt aus einer Akademikerfamilie, in der man Wert auf Form legt. Fragt sie als Kind bei Tisch nach Salz ohne Bitte zu sagen, bekommt sie Schläge mit dem Rohrstock. Meine Großmutter mütterlicherseits flieht während des Krieges aus Ostpreußen, mein Großvater, der Hauptmann in der Reiter-SS war, bleibt lange in Kriegsgefangenschaft; meine Mutter ist sechs Jahre alt, als eines Tages ein fremder Mann in der Küche sitzt – ihr Vater. Die Familie zieht nach Hamburg, mein Großvater findet eine Stelle als Tierarzt. Obwohl er Akademiker ist, studieren seine drei Töchter nicht. Meine Mutter geht nach der mittleren Reife auf die höhere Handelsschule – das Wichtigste, hat meine Großmutter ihr eingeschärft, ist, »eine gute Partie zu machen«. Was meiner Mutter nicht schwerfällt, denn sie ist attraktiv, arbeitet ab und zu als Model und wird Schönheitskönigin. Sogar beim Film habe ich Chancen gehabt, sogar im Ausland, erzählt sie noch, als ich schon erwachsen bin.

Meine Eltern sind sehr unterschiedlich – und ziehen einander an. Vater faszinieren Mutters Schönheit und ihr Stil; sie ist immer perfekt zurechtgemacht und richtet unsere Wohnung mit Perserteppichen, Vorhängen, Marmortischen und einer verspiegelten Hausbar ein, sodass die Fotografen der Illustrierten, die zu uns nach Hause kommen, begeistert sind. Mutter wiederum ist geblendet von Vaters Erfolg, seiner Prominenz und dem schillernden Leben, das er führt – und das sie teilen wird, wenn sie ihn heiratet.

Auch nach der Hochzeit und meiner Geburt ist mein Vater oft unterwegs; manchmal begleiten meine Mutter und ich ihn. Er reist zu Konzerten und Galas, hat Studiotermine, gibt Interviews. Er spielt mit Paul Hörbiger, Udo Jürgens, Rex Gildo, Chris Howland und Gerhard Wendland in dem Film *Tanze mit mir in den Morgen* und nimmt an den Deutschen Schlager-Festspielen und Vorentscheidungen zum *Grand Prix d'Eurovision* teil. Er singt Frank Sinatras *Strangers in the night* auf Deutsch und ist wochenlang in den Hitparaden. Er singt Musicals, und Leonard Bernstein lobt seine *Westside Story* als beste ausländische Version, die er je gehört habe, vor allem *Maria* und *Irgendetwas wird gescheh'n*. Und er spielt Trompete – und lässt sich von seinem besten Freund einen Spezialkoffer bauen, über den seine Kollegen witzeln:

»Hast du Peter mit seinem Koffer gesehen?«

»Meinst du den mit dem eingebauten Fernseher?«

»Nein.«

»Meinst du den mit der Whiskeyflasche und den Gläsern?«
»Nein.«
»Meinst du den mit dem Knobelbecher und den Skatspielen?«
»Nein, ich meine den Trompetenkoffer!«
»Ach, eine Trompete ist auch noch drin?«

Wenn er nicht unterwegs ist, fährt mein Vater mit uns ans Meer. In Großenbrode, einem kleinen Ort an der Ostsee, kauft er mit dem Geld, das er mit *Corinna, Corinna* verdient hat, ein Haus am Strand. Freunde und Kollegen besuchen uns, Paul Kuhn, Mary Roos, Cindy und Bert, Graham Bonney, Gitte, Journalisten, Radiomoderatoren, Fernsehleute; manche bringen ihre Kinder mit, mit denen ich spiele. Peter Frankenfeld kommt mit seiner Frau Lonny, mein Vater und er haben sich angefreundet, und es gibt heute noch ein Foto, auf dem Peter Frankenfeld mich als Baby im Arm hält. Ein anderer Freund meines Vaters, ein Pilot, der ein privates Hubschrauberunternehmen leitet, landet mit seinem Privathelikopter neben unserem Garten; später fliegen wir mit dem Helikopter unter der Fehmarnsundbrücke hindurch, was verboten ist, aber allen großen Spaß macht. Wir liegen am Strand, und meine Eltern und ihre Freunde ziehen ihre Bikinis und Badehosen aus. Nackt fahren wir mit einem Katamaran durch ein Naturschutzgebiet – bis brütende Vögel meinen Vater angreifen. Jeden Abend dreht er die Musik laut, und alle feiern und lachen und trinken und rauchen, als gäbe es kein Morgen. Ich tanze mit, wiege die Hüften und lasse meine Haare fliegen. Ich erinnere mich sogar an eine Party, bei der alle nackt sind. Im Schlafzimmer meiner Eltern entdecke ich fremde Leute; als Kind verstehe ich nicht, was sie tun.

Unser Leben ist ein endloses Fest.

Allerdings vermisst meine Mutter am Morgen danach manchmal Schmuck. Oder einen ihrer Pelzmäntel.

Wenn wir in Hamburg leben, gehen meine Eltern oft aus. Manchmal wache ich nachts auf, tappe zu ihrem Schlafzimmer und öffne die Tür. Das Bett ist leer. Ich laufe durch die Wohnung, rufe nach meinem Vater, meiner Mutter. Niemand antwortet. Zitternd renne ich durch die Zimmer und Flure und entdecke, dass sie mich allein gelassen haben. Eines Abends, als sie wieder ausgehen wollen, klammere ich mich weinend an die Gitterstäbe meines Bettes. Schließlich finde ich eine Dose mit Penatencreme, schmiere mir das Gesicht ein, fingerdick, bis ich aussehe wie ein Clown, und lache, tanze, mache Faxen. Doch meine Mutter schimpft und wischt mit einem Tuch die zähe Masse von meiner Haut, dass es wehtut. In den Nächten, in denen meine Eltern mich allein lassen, rufe ich oft meine Großmutter an. Sie singt mir Lieder vor, bringt mir das ABC bei, erst auf Deutsch, dann auf Englisch, und erzählt Gutenachtgeschichten, bis ich, den Hörer auf dem Kissen, wieder einschlafe.

Kommt mein Vater zurück, fliege ich ihm um den Hals.

Ich liebe meinen Vater. Er bringt mir Geschenke mit, schimpft nie, erlaubt alles und macht jedes Abenteuer mit. Meine Mutter verbietet mir, fernzusehen, einen Pony zu tragen oder mir Ohrlöcher stechen zu lassen, denn das, sagt sie, tun nur Proletenmädchen.

Kurz nach meiner Geburt stickt mein Vater – obwohl er zwei linke Hände für Handarbeiten hat und kaum eine Nadel halten kann – in bunten und etwas ungelenken Buchstaben *Caroline* auf eines meiner Babymützchen.

Ich bin sein Ein und Alles.

◆ ◆ ◆

Mein Vater faxt seinen Befund.

Ich habe einen Pullover angezogen und friere trotzdem. Ich lese das Fax, dessen untere Seitenränder abgeschnitten sind; wie oft habe ich ihm erklärt, wie er Papiere ins Gerät legen muss, bevor er sie abschickt. Ich lese das Fax immer wieder, die vielen Fachbegriffe sind mir fremd, doch das ist es nicht allein. Mir ist, als läse ich einen Bericht über jemanden, den ich gar nicht kenne.

Ich ziehe einen Stuhl heran, fahre den Computer hoch und logge mich ins Internet ein. Mein Mund ist trocken, mein Hals rau wie nach zahllosen Zigaretten. Wer kann mir erklären, was spikulär auslaufende Raumforderungen sind, was retikuläre Infiltrate im apikalen UL-Segment? Ich tippe google.de, dann Bronchialkarzinom und drücke die Returntaste. In 0,06 Sekunden finde ich 17 700 Antworten.

Ich klicke die erste Seite an. *Unter einem Bronchialkarzinom (auch: Lungenkarzinom, bronchogenes Karzinom, Lungenkrebs, engl. bronchial carcinoma) versteht man die bösartige Neubildung entarteter Zellen der Bronchien oder Bronchiolen.* Darunter ein Röntgenbild und eine Computertomografie-Aufnahme des Tumors im Querschnitt. Ich scrolle mit dem Cursor durch die Seiten. Insgesamt dreizehn. Ich klicke auf »Drucken«.

Ich setze mich an den Esstisch, auf dem noch mein Handy liegt. Zwei Stunden sind vergangen, seit mein Vater angerufen hat. Zwei Stunden, in denen ich durch die Wohnung gelaufen bin, in denen sich meine Gedanken überschlagen haben, in denen ich meinen Kalender durchgesehen und Pläne aufgestellt und verworfen habe. Ich streiche mir die Haare aus dem Gesicht, fahre mit der Hand über die noch warmen Seiten, überfliege noch mal den einführenden Text und blättere um.

Epidemiologie steht in dicken schwarzen Buchstaben ganz oben. Ein Viertel aller bösartigen Tumore sind Bronchialkarzinome, vor allem Männer erkranken an Lungenkrebs, der Altersgipfel liegt bei 60 Jahren. Mein Vater ist 68 Jahre.

Der nächste Absatz listet Ursachen auf. Verschiedene Gifte wie Asbest, Uran oder das radioaktive Gas Radon gelten als karzinogen, doch die Hauptursache für Lungenkrebs ist Tabakrauch. *95 Prozent aller Patienten mit Bronchialkarzinom sind Raucher*. Ich nehme einen Leuchtstift und markiere den Satz. Mein Vater hat geraucht, zwanzig Jahre, bis zu einhundertzwanzig Zigaretten am Tag.

Ich lese weiter, lese alles über Entstehung und Pathologie der Subtypen, darüber wie einzelne Karzinome laut Weltgesundheitsorganisation klassifiziert werden und welche Tumore in welcher statistischen Häufigkeit auftreten. Ich arbeite mich durch den Text wie durch eine Seminararbeit an der Uni, konzentriert, effizient, distanziert.

Bei der Überschrift *Diagnostik* zucke ich zusammen. Fett gedruckt steht da: *Ein therapieresistenter Husten über mehr als vier Wochen ist immer verdächtig*. Mein Vater hustet und räuspert sich oft, seit Jahren. Erst im Winter, als sein Husten stärker wurde und er beim Skifahren schlecht Luft bekam, ging er zum Arzt. Der sprach von Bronchitis und verschrieb Medikamente.

Ich beiße auf den Leuchtstift.

Wie konnte er? Wie konnte er all die Symptome übersehen?

Das Handy klingelt, und ich fahre zusammen. Auf dem Display eine Nummer, die ich nicht kenne, ich schiebe das Telefon unter ein Kissen und konzentriere mich wieder auf den Text, auf den Plan, den ich finden muss. Ich tauche ab in Therapieoptionen, Operationsrisiken und Sonderfälle. Ich lese alles über Chemotherapie und Bestrahlung, vertiefe mich in Abhandlungen über neue Substanzen zur Therapie des fortgeschrittenen Bronchialkarzinoms. Ich will verstehen; wenn ich weiß, worum es sich handelt, weiß ich, was zu tun ist. Mit dem Leuchtstift markiere ich sämtliche Untersuchungen, die empfohlen werden. Vor allem drei Fragen müssen wir schnell klären: Was für ein Tumor ist es? Wie weit ist er fortgeschritten? Kann man ihn operieren?

Ich fühle mich wie ein General, der eine Schlacht plant.

Irgendwann nehme ich die Seite mit Literaturempfehlungen und Adressen und gehe wieder ins Internet. Draußen ist es dunkel geworden. In der Wohnung gegenüber brennt Licht; das pensionierte Pastorenehepaar bereitet Abendessen, die Frau wird kochen, der Mann den Tisch decken, wie jeden Abend. Ich schiebe meine kalten Hände in die Pulloverärmel. Ich lese weiter Diagnosen und Therapiebeschreibungen, lege eine Liste mit Fachbegriffen an, auf die ich immer wieder stoße, und schlage ihre Bedeutung nach, ich notiere Behandlungsmöglichkeiten und Namen von Ärzten, Forschern, Kliniken. Und immer wieder vergleiche ich Zahlen und Befunde anderer Patienten mit denen meines Vaters. Tumore werden verschiedenen Wachstumsstadien zugeordnet, das so genannte *Staging*; aus dem Befund und den Werten des Blutbildes schließe ich, dass es sich beim Krebs meines Vaters um T2 handeln muss, denn der Tumor ist größer als zwei und kleiner als fünf Zentimeter. In den Stadien T1 und T2 gilt ein Tumor als operabel. Der Patient wird operiert, der Krebs entfernt.

Alles wird gut.

In der Nacht wache ich auf.

Nirgendwo ein Geräusch. Kein Verkehrslärm, keine Stimmen, nicht einmal das Summen des Kühlschranks nebenan. Der Himmel ist schwarz, über dem Dach steht der Mond, eine sauber in der Mitte zerteilte Scheibe. Die Zeiger meines Weckers leuchten; es ist Viertel nach drei.

Ich habe nicht einmal zwei Stunden geschlafen.

Ich schiebe die Decke zurück und stehe auf. Das Geräusch meiner nackten Füße hallt durch den Flur. Ich weiß nicht wohin. Ich gehe in die Küche.

Ich setze Wasser auf und schaue aus dem Fenster. Nirgendwo brennt Licht, nur in der Pension im vierten Stock ist noch jemand wach, ein Fremder, in einer Stadt ohne Zuhause. Bevor ich aufgewacht bin, hatte ich einen Traum, das Wort *hilär* kam darin vor. Ein Mann rief *hilär* und *Mediastinum* und *Becherzellen* und *bösartig*. Er lachte, schlug sich auf die Schenkel und rief: *Bösartiges Mediastinum mit hilären Becherzellen! Hiläres Mediastinum durch bösartige Becherzellen!* Sein Lachen brennt noch in meinen Ohren.

Das Wasser kocht. Ich gieße es in einen Becher und warte, während der Tee zieht. Ich gebe Milch dazu und beobachte, wie sie Schlieren hineinzeichnet, Wellen, die sich ausbreiten, bis sie an den Rand des Bechers stoßen. Der Duft von Vanille. Er erinnert mich an meine Großmutter, Vaters Mutter, die nachts Lieder mit mir sang – *Winde weh'n, Schiffe geh'n, weit ins ferne Land, und des Matrosen allerliebster Schatz bleibt weinend steh'n am Strand …*

Ich ziehe einen Pullover über und gehe ins Wohnzimmer. Auf dem Esstisch liegen Papierstapel, hell heben sie sich von der Tischplatte ab. Ich setze mich auf einen Stuhl. Ich mache kein Licht. Mein Blick gleitet über die Aufsätze, *Lungenkrebs (Bronchialkarzinom), Nicht kleinzelliges Lungenkarzinom, Non-Small Cell Lung Cancer, Lungenkrebs – Informationen für Patienten und Angehörige*. Im Dunkeln kann ich die Überschriften nicht lesen, doch ich sehe sie vor mir. Sie haben sich in mein Gedächtnis gebrannt.

Ich trinke einen Schluck Tee.

Ich spüre ein Loch, tief in meiner Brust.

Ich stehe auf und schalte den Computer an. Noch einmal vergleiche ich den Befund meines Vaters mit anderen. Vielleicht ist meine Vermutung mit T2 falsch. Das *Staging* orientiert sich an der Größe eines Tumors, aber auch daran, ob Lymphknotenmetastasen und hämatogene Fernmetastasen vorhanden sind. Im Befund steht *ausgedehnte LK-Metastasen mediastinal* – entspricht das Kategorie M1? Ein Schauer fährt mir über den Rücken. Ist M1 auch operabel? Oder ist eine Strahlentherapie nötig? Oder eine Chemotherapie? Gibt es überhaupt Hoffnung auf Heilung – oder ist alles, was bleibt, eine palliative Therapie, um Schmerzen zu lindern und das Leben ein bisschen zu verlängern?

Ich rufe weitere Seiten auf. Überall lese ich, dass genauere Untersuchungen nötig sind, um das *Staging* exakt zu beurteilen. Noch einmal vergleiche ich Blutbilder. Was mich beunruhigt ist der hohe CEA-Wert meines Vaters – 575,70 statt fünf bis zehn Mikrogramm. Die Zahl ist absurd hoch, sie macht mir Angst, und je länger ich nachdenke, desto offensichtlicher scheint mir, dass ich mich geirrt habe. T2? Ausgeschlossen. Diese exorbitanten Werte beschreiben ein fortgeschrittenes Stadium. Das Endstadium.

Ich klicke die Seite weg.

Den Kopf in beide Hände gestützt, sitze ich vor dem Bildschirm. Worte hallen durch meinen Kopf: *Mediastinum, Becherzellen, bösartig*. Und, immer wieder K-r-e-b-s!

Krebs war eine Krankheit, an der andere litten und starben. Bis gestern Nachmittag.

Meine Hände leuchten blau im Licht des Bildschirmschoners, als ich auf die Maus drücke, google.de tippe und Diagnose Lungenkrebs. 32 700 Einträge in 0,22 Sekunden.

Ich klicke auf www.krebs-kompass.de. Eine weiße Seite baut sich auf, ein blauer Streifen, auf dem *Hauptseite – Einzelne Krebsarten – Beratung & Adressen – Krebsforschung – Allgemeine Themen – Über uns* steht. Ich klicke auf *Hauptseite*, dann auf *Krebs-Forum*. Eine Liste aller Krebsarten in alphabetischer Reihenfolge. Ich klicke auf *Lungenkrebs (51 498 Beiträge)*. Der oberste Eintrag ist von 21.52 Uhr. Schon die Überschrift nimmt mir den Atem: *Hilfe, mein Vater hat Lungenkrebs!*

Ich öffne die Datei. Luna schreibt:

Mein Vater hat heute erfahren, dass er an Lungenkrebs leidet. Morgen soll er in eine Lungenklinik verlegt werden. Der Tumor kann nicht operiert werden. Wie geht es jetzt weiter? Ich fühle mich so hilflos …

Ich schlucke. Mir ist, als sähe ich in einen Spiegel.
Um 22.24 Uhr hat Wanda22 geantwortet:

Das mit deinem Vater tut mir leid. Hier im Forum bekommst Du sicher Antwort auf Deine Fragen und vor allem Unterstützung! Denn die Nachricht trifft jeden wie ein Schlag, sie reißt allen den Boden unter den Füßen weg. Es ist gut, dass Du Dich hier angemeldet hast. Kümmere Dich um Deinen Papa, so gut Du kannst – er braucht jetzt viel Kraft und den Rückhalt der Familie. Es ist wichtig, dass ihr gemeinsam kämpft!!!

Ich starre auf den Bildschirm. Ich habe keine Ahnung, wer Luna ist, aber sie ist mir sehr nahe. Ich bin sie, sie ist ich. Ich ziehe meine Beine an, schlinge beide Arme um die Knie und versuche, mich zu wärmen.

Wie kann man so entsetzlich frieren?

Ich scrolle weiter. Um 23.10 Uhr hat Chica100 gemailt. Ich klicke die Datei und lese:

Willkommen im Forum, Luna. Ich bin eine von denen, die den Kampf verloren haben – meine Mutter starb vor einem halben Jahr. Doch ich schaue immer noch ab und zu hier rein.

Als meine Mutter ihre Diagnose bekam, sagten die Ärzte, dass es sehr, sehr schlecht aussähe. Ich hatte große Angst, denn ihre Schwester war im Jahr zuvor an Brustkrebs gestorben. Allerdings wollte sich niemand auf eine genaue Prognose festlegen. Ich habe Nächte im Internet verbracht, alles gelesen, was ich finden konnte, doch am Ende wusste ich nicht, wie lange meine Mama noch leben würde.

Dabei war sie wegen Rückenschmerzen ins Krankenhaus gegangen. Ihr Orthopäde hatte einen Bandscheibenvorfall diagnostiziert, und meine Mutter wurde operiert. Doch die Wunde heilte nicht. Eine Weile später stürzte sie, und weil man vermutete, sie habe sich eine Rippe gebrochen, wurde sie geröntgt. Erst da entdeckten die Ärzte den Krebs …

Meine Mutter wurde sofort in eine Lungenklinik gebracht. Sie bekam Medikamente, doch für Bestrahlungen oder Chemotherapie war sie schon zu schwach. Es ging ihr von Tag zu Tag schlechter. Zwei Wochen später ist sie gestorben.

Ich möchte Dir keine Angst machen, Luna. Ich möchte Dir sagen, was passieren kann, aber nicht muss. Du wirst hier auch andere Geschichten finden. Das Einzige, was ich Dir dringend rate: Verbring viel Zeit mit Deinem Vater. Wer weiß, wie lange ihr noch zusammen sein könnt. Und traut Euch, wenn es nötig wird, auch über den Tod zu sprechen. Ich bin immer noch sehr, sehr traurig, weil ich das mit meiner Mutter nicht mehr konnte. Die Medikamente, die man ihr gab, waren so stark, dass sie die meiste Zeit bewusstlos war. Ich hätte mich gern von ihr verabschiedet …

Weiter kann ich nicht lesen, die Buchstaben verschwimmen vor meinen Augen. Tränen laufen mir über die Wangen, mein Gesicht glüht. Ich fühle, wie jeder Widerstand in mir wegbricht wie Reste eines mürbe gewordenen Damms, und die Flut bahnt sich ihren Weg.

Ich höre mich weinen.

Ich höre mich seinen Namen rufen.

Ich zittere und flehe, bettele und bitte.

Irgendwann liege ich auf dem Boden, zusammengerollt, erschöpft. Der Schmerz ist noch da, wie ein verwundetes Tier sitzt er in meinen Eingeweiden. Ich versuche, ihn still zu halten; ich habe ihm nichts entgegenzusetzen. Vorsichtig stehe ich auf. Ich putze die Nase und schalte den Computer aus. Eine Weile stehe ich still vor dem Fenster, sehe hinaus.

Hinter mir fällt ein Blatt zu Boden; unfassbar laut in der Stille, die mich umgibt.

Am Vormittag rufe ich meinen Vater an. Seine Frau nimmt ab, ihre Stimme klingt, als habe sie eben noch geweint.

»Wic gcht cs cuch?«

Ein Schluchzen.

»Angelika …«, sage ich und spüre wieder diesen Druck in der Brust. »Wir müssen ruhig bleiben und einen klaren Kopf bewahren. Wir werden das schaffen.«

Sie weint.

»Ist Fesi da?« Seit meiner Kindheit nenne ich meinen Vater Fesi; fast allen Menschen, die mir nahestehen, gebe ich irgendwann einen persönlichen Namen.

»Peter sitzt in der Küche«, sagt seine Frau und putzt sich die Nase. »Er hat immer noch nichts gegessen und schaut nur aus dem Fenster.«

»Gib ihn mir mal.«

Ich höre, wie sie mit dem Telefon in die Küche geht und meinem Vater den Hörer reicht.

»Fesi«, sage ich. »Liebster Fesi, wie geht es dir?«

»Ja … ja … es geht …«

»Hast du gut geschlafen?«

»Ja, ja …« Er wirkt abwesend. Und verängstigt.

»Fesi, wir werden einen guten Arzt finden, einen Spezialisten, der dich wieder gesund macht.«

Er räuspert sich. »Einen Spezialisten … ja …«

Ich sehe ihn vor mir, groß, kräftig, noch immer volles dunkles Haar. Seine schönen braunen Augen. Ich schlucke und sage betont munter: »Fesi, hör zu. Ich habe die ganze Nacht im Internet Aufsätze gelesen. Man kann etwas machen! Und wir werden alles tun, um dich wieder hinzubekommen.«

»Aha, ja …«

Die eiserne Faust in meiner Brust schlägt zu.

»Fesi …« Ich streiche mir die Haare aus dem Gesicht. »Fesi, lass den Kopf nicht hängen, hörst du? Ich recherchiere alles. Ich werde den besten Arzt finden und dich zu ihm bringen, egal, wo er seine Praxis hat. Ich werde die beste Klinik für dich finden, wenn du in ein Krankenhaus musst. Mach dir keine Sorgen. Wir schaffen das, ich verspreche es dir!«

»Ja …« Er räuspert sich. »Ja … gut … wir schaffen das …«

Es zerreißt mir das Herz. Er ist ein Kind, denke ich, und ich will dieses Kind beschützen. »Fesi …«

Er hustet. Es klingt bedrohlicher als sonst.

»Fesi?«

»Ja …«

»Pass mal auf, du wirst jetzt einen Kaffee trinken und ein bisschen was essen. Ein Stück Kuchen – Angelika hat doch bestimmt Käsekuchen gekauft. Und dann geht ihr spazieren. An die Alster, was meinst du?«

»Ja … das machen wir … wir gehen spazieren …«

»Frische Luft und Bewegung werden dir gut tun. Wie ist das Wetter bei euch? Hier scheint die Sonne …«

»Die Sonne … ja, hier scheint auch die Sonne …«

»Ich rufe dich später wieder an. Dann weiß ich vielleicht schon, zu welchem Arzt wir gehen werden.«

»Ja … ist gut …«

Wieder streiche ich meine Haare zurück und klemme eine Strähne hinters Ohr. »Fesi …?«

»Ja … Caro …?«

Ein Rauschen in der Leitung, ein Räuspern. Ich zwinge die Faust in meiner Brust zur Ruhe und sage mit fester Stimme: »Fesi, wir schaffen das. Du kannst dich auf mich verlassen.«

Ich lese Berichte über Chemotherapien mit verschiedenen Zytostatika, die Zellwachstum und Zellteilung hemmen. Über Bestrahlungen, nach Computersimulationen, ohne Gewebeschäden. Über die Kombination von Bestrahlung und Chemotherapie. Ich lese über organerhaltende Operationen, die Erholungsfähigkeit der Restlunge, über molekularbiologisch begründete Ansätze und Konzepte zur Immuntherapie. Ich vergleiche Risiken, Nebenwirkungen und Erfolgsquoten.

In manchen Momenten fühle ich mich stark. Je mehr ich weiß, desto klarer wird mein Plan.

Die Sicherheit schwindet, sobald ich im Internet Berichte von anderen Patienten lese. Ein Mann schreibt, er habe nach einer Chemotherapie heftigsten Durchfall, schwere Verbrennungen und schließlich einen Herzinfarkt bekommen. Eine Frau schreibt, ihr Mann habe Eiterpickel am ganzen Körper bekommen, so groß und prall und quälend, dass er vor Schmerzen weinte. Ein Krankenpfleger berichtet von Kranken, denen die Fingerspitzen abstarben.

Wieder diese Faust in meiner Brust.

Ich zwinge mich, weiterzulesen. Schließlich gebe ich in einer Suchmaschine den Namen eines bei Chemotherapien oft eingesetzten Medikaments ein und finde den Eintrag einer Krankenschwester, sie hat einen Auszug aus der Roten Liste, einem Arzneimittelverzeichnis, beigefügt. Übelkeit, Erbrechen, Durchfall, Gewichtsverlust, Magersucht, Hautausschläge, Depression, Fieber, Blutungen und veränderte Leberfunktionswerte sind sehr häufige Nebenwirkungen – und das ist nur, was ich beim ersten Lesen verstehe, weitere Nebenwirkungen sind unter ihren lateinischen Namen aufgelistet. Außerdem wird vor Nierenversagen und Lungenbeschwerden mit tödlichem Ausgang gewarnt.

Ich will meinen Vater nicht töten!

Ich schalte den Computer aus.

Ich versuche, ruhig zu atmen. Ich stoße den Stuhl fort und gehe in die Küche. Auf dem Tisch liegt noch ein halber Apfel vom Frühstück. Ich beiße hinein. Kauend starre ich auf die weiße Wand, minutenlang. Dann gehe ich ins Wohnzimmer, nehme einen Stift und einen Zettel und schreibe:

– Was weiß ich genau?
Dass mein Vater ein Bronchialkarzinom hat …

– Welches *Staging*?
Vielleicht T2, aber unsicher; weitere Untersuchungen nötig!

– Welche Therapie?
Operation, um Tumor zu entfernen
Bestrahlung: wenn nötig zusätzlich
Chemotherapie: AUF KEINEN FALL!!!

Ich werfe den Stift auf den Tisch. Ich springe auf, streiche die Haare zurück, kralle die Finger hinein und versuche, nicht zu weinen. Mein Vater soll nicht in einem Krankenhaus dahinvegetieren, geplagt von Übelkeit und Durchfall, riesigen Eiterpickeln und absterbenden Fingerspitzen, bedroht von Leberstörungen, Herzinfarkt und Nierenversagen. Er ist ein Mann, der immer seinen Weg gegangen ist, durch Höhen und Tiefen, er verdient, dass man ihn mit Respekt behandelt. Was immer ihm vom Leben bleibt – es soll ein Leben in Würde sein.

Ich hole mein Adressbuch und suche die Nummer einer Freundin. Sie ist Ärztin und arbeitet am Universitätsklinikum. Ich blättere durch die Seiten. Es ist das erste Mal, dass ich jemandem von der Diagnose erzählen werde, und ich überlege, wie ich es sagen soll, jede Formulierung klingt seltsam. Schließlich nehme ich das Telefon und wähle ihre Nummer. Ich habe Glück. »Caro, von dir habe ich lange nichts gehört. Wie geht's dir?«

»Nicht besonders«, antworte ich und denke im selben Moment, ich sollte nicht mit der Tür ins Haus fallen. Doch ich höre mich sagen: »Mein Vater hat Krebs.«

»Oh.« Ihre Stimme bekommt einen professionellen Ton, für den ich irgendwie dankbar bin. »Das ist ein Schock. Seit wann wisst ihr es?«

In knappen Worten erzähle ich, was seit Dienstag geschehen ist, und mir ist, als wären nicht Tage, sondern Wochen vergangen.

»Wie geht es deinem Vater jetzt?«

»Wenn ich ihn anrufe, wirkt er apathisch. Er redet kaum, ist wie gelähmt.«

»Das ist normal. Viele Patienten reagieren so. Auch viele Angehörige.«

»Na ja …« Ich schaue auf die Zettel, Aufsätze, Listen, Notizen. »Ich reagiere wohl eher mit Symptomen von Hyperaktivität.«

»Immerhin hast du deinen Humor nicht verloren. Viele stürzt die Diagnose ins Bodenlose.«

»Mich auch, aber ich halte es nicht aus, rumzusitzen und zu heulen, ich muss etwas tun. Also versuche ich rauszufinden, was wir machen können. Und wie wir einen guten Arzt finden.«

»Hier am Klinikum gibt es einen onkologischen Arbeitskreis, das ist ein Zusammenschluss von niedergelassenen Ärzten und Klinikärzten aus verschiedenen Fachrichtungen. Über aktuelle Forschung und neue Therapieansätze in der Behandlung von Krebs sind die sehr gut informiert.« Mit der Professionalität einer erfahrenen Ärztin nennt sie Namen und Adressen. Ich schreibe mit.

»Caro, man hat heute eine Menge Möglichkeiten. Ihr dürft den Mut nicht verlieren.«

Im Hintergrund höre ich Kinder spielen. Ich bedanke mich und lege auf.

◆ ◆ ◆

Wir sitzen in einem Saal. Auf der Bühne sagt Dieter Thomas Heck den nächsten Sänger an. Das Publikum klatscht. Die

Musiker spielen die ersten Takte von *Verliebt in den Lehrer*, und Christian Anders kommt auf die Bühne. Er trägt einen weißen Anzug und nimmt das Mikrophon. Christian Anders finde ich nicht so toll. Ich höre keine Schlager mehr. Ich bin zwölf und werde im November dreizehn.

Neben mir sitzt meine Großmutter. Mein Großvater ist gekommen, außerdem Vaters Bruder mit seiner Frau und den Kindern und Vaters Schwester. Rechts neben mir sitzt meine Mutter. Obwohl meine Eltern sich getrennt haben.

Christian Anders singt *Verliebt in den Lehrer* … und schnippt mit den Fingern. Er singt *Verliebt in den Lehrer ist Mary-Lorraine* … und streicht durch die Luft, als streichle er ein Herz. Die Gäste gehen mit. Christian Anders legt eine Hand auf seine Brust und singt:

Und sie sagt keinem Menschen,
was sie bewegt,
denn tief im Herzen fühlt sie,
dass ihr Traum niemals in Erfüllung geht …

Meine Tante flüstert meiner Mutter etwas ins Ohr. Mutters Haare sind gewachsen und heller als früher. Sie ist immer noch schön, aber sie sieht traurig aus.

Bevor das Lied zu Ende ist, kommt Dieter Thomas Heck schon wieder auf die Bühne und sagt den nächsten Sänger an. Er redet schnell und laut. Eigentlich braucht der gar kein Mikrophon. Dieter Thomas Heck holt aus, lässt seinen gestreckten Zeigefinger durch die Luft sausen, deutet auf die Kulisse, die Musiker spielen den Auftakt von *El Lute*, und Michael Holm tritt auf. Meine Großmutter klatscht. Mein Großvater nicht.

Michael Holm singt *Er hat nie das Licht der Sonne gesehen*, und ich wippe mit den Beinen. Ich warte auf meinen

Vater. In den letzten Jahren war er selten in der Hitparade. Er hat wenig Platten verkauft, kaum noch Konzerte gegeben und auch nicht mehr so viel Fanpost bekommen wie früher. Er hatte einfach keine Hits mehr. Dann rief Dieter Thomas Heck an und fragte, ob er die musikalische Leitung der Hitparaden-Tournee übernehmen wolle. Wenn ich mit meinem Vater telefoniere, erzählt er, dass er sehr viel arbeitet, dass sie jeden Tag in einer anderen Stadt auftreten und er für die ganze Musik und alle Arrangements und sämtliche Einsätze der Künstler zuständig ist. Ich merke, dass er sich freut, wieder dabei zu sein.

Michael Holm singt:

Er war wie Robin Hood …
das Ende schien nah …
doch ein Wunder geschah …
in dem sonnigen Land von El Lute …

Und bei *El Lute* singen die Leute im Saal mit. Eine Frau in der Reihe vor uns hält ein rotes Plüschherz hoch. Sie ruft: »Micha-el!« Mir wäre das peinlich. Auch meine Mutter schüttelt den Kopf. »Wann kommt Fesi?«, frage ich meine Großmutter.

Sie streichelt mir über die Wange. »Warte bis zur Pause.«

Ich gucke zu, wie die Frau ihr rotes Plüschherz küsst, winkt und noch lauter »Mi-cha-el!« ruft. Die ist wirklich peinlich. Mein Großvater sieht aus, als würde er in Gedanken Briefmarken sortieren, und mein Onkel sitzt mit reglosem Gesicht neben seiner Frau. Dabei haben wir uns darauf gefreut, meinen Vater bei seinem Auftritt in Hamburg zu besuchen.

Dieter Thomas Heck springt wieder auf die Bühne. Er wirft der peinlichen Frau eine Kusshand zu, und sie wird so rot wie ihr Plüschherz, das gefällt mir. Obwohl das Konzert schon vor einer Dreiviertelstunde begonnen hat, ruft Dieter Thomas Heck noch einmal »Hallo, Hamburg!!«, und das Publikum klatscht wie verrückt. Ich klatsche mit. Dann sagt er, dass heute Abend wieder wunderbare Künstler auftreten, und ich denke, jetzt kommt endlich mein Vater. Aber er sagt Roland Kaiser an.

Irgendwann ist Pause. Alle stehen auf, und ich muss zur Toilette. »Omi, wann tritt Fesi endlich auf?«, frage ich.

Meine Großmutter schaut zu meiner Mutter. Die guckt weg.

»Was ist los?«, frage ich.

»Weißt du das nicht?« Plötzlich sieht auch meine Großmutter traurig aus.

»Was weiß ich nicht? Was ist passiert?« Ich bekomme Angst. »Warum sagt ihr mir nichts?«

»Deinem Vater geht es nicht gut«, sagt meine Großmutter. »Er liegt im Krankenhaus?«

»Warum?« Mir wird kalt. »Was hat er?«

»Er hatte einen Zusammenbruch, einen Schlaganfall.«

Ich will schreien. Will zu ihm. Ich kann mich nicht rühren.

»Morgen, nach dem Konzert, fahren wir in die Klinik.« Meine Mutter zieht ein Taschentuch aus ihrer Handtasche.

»Aber… warum habt ihr mir nichts gesagt?« Mein Gesicht ist heiß, Tränen laufen mir über die Wangen. »Und warum sitzen wir hier, wenn Fesi im Krankenhaus liegt?«

Meine Großmutter schluckt. »Er hätte es so gewollt.«

»The show must go on«, murmelt meine Mutter.

Ich weine, ich zittere, ich kann mich nicht beherrschen. »Ihr habt mich angelogen! Wie konntet ihr das tun?« Meine Stimme überschlägt sich. Über wichtige Dinge wird in unserer Familie nicht gesprochen; dass meine Eltern sich scheiden lassen, habe ich in der Zeitung gelesen. Doch diese Flucht vor der Wirklichkeit, dieses Tun, als wäre nichts geschehen und alles ginge weiter seinen Gang, macht mich rasend. Der Boden unter meinen Füßen scheint zu wanken, ich halte mich an einem Waschbecken fest, meine Brust tut weh, als hätte jemand ein Messer hineingerammt. «Warum habt ihr mir nicht gesagt, dass es Fesi schlecht geht? Er ist … er ist doch mein Papi!«

Meine Großmutter schweigt. Meine Mutter schweigt.

Meine Großmutter gibt mir ein Taschentuch.

Wir gehen zurück zu unseren Plätzen.

Am nächsten Tag fliegen wir nach Emden. »Er hatte Glück, dass es hier passiert ist«, sagt meine Tante. »Hier sind sie auf Schlaganfälle spezialisiert.«

Mein Vater liegt auf der Intensivstation. Wir fahren Fahrstuhl und laufen durch endlose Flure, in denen unsere Schritte hallen. Als wir die schwere Tür zur Station öffnen, sehe ich sie sofort. Die neue Freundin meines Vaters sitzt auf einem Hocker neben einem Tisch mit Zeitschriften und raucht. Als sie uns bemerkt, drückt sie die Zigarette aus, steht auf, strafft die Schultern. Sie kommt uns entgegen. »Sie können nicht zu ihm«, sagt sie.

»Ich will zu meinem Mann«, sagt meine Mutter.

»Er ist nicht mehr Ihr Mann!«

»Er ist der Vater meiner Tochter.«

Ich greife nach der Hand meiner Großmutter.

»Er muss sich schonen«, sagt Vaters Freundin, und ihre Stimme klingt wie ein rostiger Wecker.

»Ich will zu ihm.« Meine Mutter drängt sich vorbei.

»Unterstehen Sie sich!« Vaters Freundin kreischt und versucht meine Mutter zurückzuhalten. »Er ist mein Freund, mich haben die Ärzte zuerst angerufen! Und … und …« Sie weint. »Und sie haben gesagt, dass er wahrscheinlich nicht überleben wird …«

Ich kralle meine Finger in Großmutters Hand.

»Die Ärzte haben gesagt, wir sollen kommen«, antwortet meine Mutter. Und mein Onkel öffnet die Tür.

Noch nie habe ich einen Menschen zwischen so vielen Apparaten, Kabeln und Schläuchen liegen sehen. Still und mit geschlossenen Augen liegt mein Vater da, sein Gesicht aufgedunsen und weiß wie das Laken. Eine Schwester wechselt gerade eine Infusion. »Wir haben ihm starke Medikamente gegeben«, sagt sie. Sie spricht mit gedämpfter Stimme. »Er hatte eine Hirnblutung. Seine linke Körperhälfte ist gelähmt, und er kann nicht sprechen.«

Ich starre auf das Bett. Mein Vater sieht vertraut und fremd zugleich aus. Er sieht aus, als wäre er anwesend und doch nicht anwesend. Als läge nur sein Körper in diesem Bett, nicht er.

»Stimmt es, dass …«, flüstert meine Großmutter.

»Die Ärzte wissen nicht, ob er es schaffen wird«, flüstert die Schwester.

Ich schiebe mich in den Spalt zwischen Wand und Bett. Ich möchte die Hand meines Vaters streicheln, doch ich traue mich nicht, denn auf seinem Handrücken ist mit Heftpflaster eine Kanüle festgeklebt. »Fesi …«, flüstere ich. Seine Augenlider zucken. »Fesi«, sage ich etwas lauter, »ich bin es, Caro.«

Apparate piepen. Auf einem Bildschirm blinkt eine rote Zahl.

»Fesi … kannst du mich hören?«

»Ich denke nicht, dass er Sie hören kann«, sagt die Schwester und befestigt einen Schlauch an dem Infusionsbeutel.

Ich ziehe einen Stuhl neben das Bett. Eingehüllt und wie betäubt von den monotonen Geräuschen der Apparate betrachte ich meinen Vater. Sehe seine Lider zucken. Seinen Brustkorb, der sich hebt und senkt. Ich horche auf seinen Atem, passe meinen Atem seinem an, atme im gleichen Takt wie mein Vater. Und warte.

Irgendwann verlassen die anderen das Zimmer. Auf dem Flur streiten Mutter und Vaters Freundin; ich versuche, ihre Stimmen auszublenden.

Irgendwann sehe ich, dass mein Vater seine Finger bewegt. Seine Augen sind immer noch geschlossen – es ist, als würde ich einem Geist zusehen. Sein rechter Arm zittert, langsam führt er die Hand zum Mund, hält schließlich zwei Finger an die Lippen. Als würde er an einer Zigarette ziehen. Mir läuft ein Schauer über den Rücken.

»Das ist der Nikotinentzug«, sagt die Schwester.

Ich weine. Auf meiner Schulter spüre ich die Hand meiner Großmutter.

»Sie müssen jetzt gehen«, sagt die Schwester.

»Komm«, sagt meine Großmutter.

Ich stehe auf. Ich beuge mich über meinen Vater, spüre seinen Atem und flüstere: »Ich liebe dich. Bleib bei mir.«

◆ ◆ ◆

»Schau, das Schiff, das ausläuft«, sage ich, als mein Vater und ich auf den Hafen und die Landungsbrücken zufahren.

»Ja, ganz schön groß.«

»Und guck mal, die japanischen Touristen auf dem Pier. Alle mit Hut und Kamera unterwegs!«

»Ja …« Er räuspert sich. »Wie im Film.« Er ist nervös, und ich reibe meine kalten Hände, denn ich bin auch nervös. Wir haben einen Termin bei einem Lungenspezialisten.

»Links einordnen, Fesi.«

»Oh … ja … Entschuldigung.«

»Macht doch nichts.« Ich packe ein Pfefferminzbonbon aus. Als ich gestern Abend aus Berlin kam, holte mein Vater mich am Bahnhof ab. Ich erschrak, als ich ihn sah. Er bewegte sich langsamer als sonst, sein Blick wirkte stumpf. Er versuchte, sich nichts anmerken zu lassen, doch er stand noch immer unter Schock.

Ich schnippe das Bonbonpapier aus dem Fenster. »Der Professor ist übrigens ein ausgewiesener Spezialist.«

»Ja …« Mein Vater lächelt. »Das ist gut …« Er trägt einen Anzug und Krawatte und sieht aus, als wäre er unterwegs zu einem Geschäftstermin. Doch er ist blass. Er hat in den vergangenen Tagen verschiedene Untersuchungen absolviert, die helfen sollen, den Tumor klarer zu bestimmen.

»Die Klinik ist eine der größten und besten für Lungen- und Bronchialkrankheiten. Sie behandeln jedes Jahr mehrere Tausend Patienten.«

»So, so …« Mein Vater hustet. »Dann sind das wohl richtige Experten.«

Ich nehme seine Hand und drücke sie.

Das Krankenhausgelände ist weitläufig, und auf dem Weg zur Lungenabteilung verlaufen wir uns. Die Sonne scheint. Die Luft riecht nach Frühling. Ein Pfleger, der ein leeres Bett über den gepflasterten Weg schiebt, deutet auf ein flaches Gebäude hinter Büschen. Ich hake mich bei meinem Vater ein, fast als gingen wir spazieren.

Das Vorzimmer des Professors wirkt wenig einladend. Auf der Fensterbank steht eine Vase mit dürren weißen Nelken. Ich melde uns an. Vor ein paar Tagen hatte mein Vater schon einmal einen Termin; weil ich zur selben Zeit in Berlin eine Veranstaltung eines großen Konzerns moderierte, konnte ich ihn nicht begleiten. Später am Telefon druckste er herum. Man hatte ihm, als er seine Versichertenkarte vorlegte, zu verstehen gegeben, dass der Professor nur Privatpatienten behandle, und ihn nach Hause geschickt. Wütend verabredete ich einen neuen Termin, und diesmal sind wir privat angemeldet.

Die Assistentin des Professors ist freundlich und bittet uns, noch einen Moment zu warten. Auf dem Flur stehen ein paar graue Plastikstühle, ein schiefer Gummibaum lehnt einsam an der Wand. Meine Hände sind kalt und feucht. Ich streiche mir die Haare hinter die Ohren und suche in meiner Handtasche nach Pfefferminz. Mein Vater tippt mit den Fingern den Takt einer Melodie und scheint es selbst nicht zu bemerken. Er ist in sich gekehrt. Ich spüre einen Stich in der Brust, ich möchte ihn beschützen. Ich reiche ihm ein Bonbon. »Wir schauen mal, was passiert.«

Er räuspert sich.

»Wir hören uns einfach an, was der Professor zu sagen hat. Und dann sehen wir weiter«, sage ich, betont munter und eine Spur zu laut.

»Und wenn er keine Ahnung hat, gehen wir zu einem anderen Spezialisten«, sagt mein Vater und hustet.

»Selbstverständlich.« Ich schiebe mir ein Pfefferminz in den Mund, es ist glatt und kühl. Ich streichle die Hand meines Vaters, seine kräftigen Finger mit den sauber gefeilten kurzen Nägeln, die mich als Kind so faszinierten.

»Herr Beil?« Die Assistentin steht im Türrahmen. »Kommen Sie bitte?«

Professor Köhler ist ein älterer Mann mit grauem Haar. Er trägt eine Brille und einen Schnurrbart, und die Knöpfe an seinem Kittel glänzen. Er begrüßt uns und deutet auf eine Sitzgruppe. »Bitte setzen Sie sich.« Seine Stimme klingt ernst, beinahe salbungsvoll. Er geht zu seinem Schreibtisch und nimmt eine Mappe; ich habe ihm alle Befunde zugeschickt. »Ich habe mir Ihre Unterlagen angesehen«, sagt er. Seine Stimme klingt düster.

In meinem Kopf wird es ganz still.

Professor Köhler setzt sich meinem Vater gegenüber und blättert, ohne uns anzusehen, durch die Papiere. Meine Hände sind eiskalt. Ich beschließe, zur Sache zu kommen. »Was können wir tun?«

Der Arzt sieht auf, legt die Mappe auf einen niedrigen Tisch, der zwischen uns steht, und streicht über seinen Bart. Sein Blick ist betroffen, es ist ekelhaft. Er sieht meinen Vater an und sagt: »Herr Beil, ich muss Ihnen sagen, dass Ihr Zustand sehr ernst ist.«

»Ja … ja …« Mein Vater räuspert sich.

»Das ist uns klar«, sage ich. Wir sind nicht gekommen, um Kaffee zu trinken.

»Die Bronchoskopie, die Knochenszintigrafie und die Oberbauchsonografie haben ergeben …« Professor Köhler blättert wieder durch die Seiten. »… dass wir es mit einem weit fortgeschrittenen Bronchialkarzinom zu tun haben.«

Ich zucke zurück.

Mein Vater, dessen Züge gefrieren.

»Nach eingehender Lektüre der Befunde rate ich Ihnen, schnellstmöglich mit einer Chemotherapie zu beginnen. Wir haben hier im Haus sehr gute Möglichkeiten, was die Behandlung von Bronchialkarzinomen betrifft.«

Mein Vater starrt auf den Tisch, auf die Mappe. Ich sehe die Angst in seinem Gesicht. Ich möchte schreien. Stattdessen versuche ich, die Berichte und Aufsätze und Informationen aus dem Internet in meinem Kopf zu ordnen. »An was für eine Chemotherapie denken Sie?«

Professor Köhler nimmt seine Brille ab und reibt seinen Nasenrücken. »Üblicherweise findet eine Chemotherapie in diesem Stadium als Block statt, das heißt, die Patienten bekommen über mehrere Tage hinweg Medikamente, die Zellteilung und Wachstum der Zellen hemmen. Eine solche systemische Therapie ermöglicht es, den ganzen Körper zu behandeln, also auch Metastasen, die sich bereits gebildet haben.«

»Welches Medikament würden Sie einsetzen?« Ich denke an Durchfall, Verbrennungen, Herzinfarkt, Eiterpickel, Ekzeme, absterbende Fingerspitzen, ausfallende Haare.

Professor Köhler nennt einige Namen. Es sind die, die im Internet genannt wurden.

Mein Vater sinkt in seinen Sessel. Ich gebe mich ruhig und beherrscht. »Wäre eine lokoregionale Chemotherapie nicht sinnvoller? Immerhin sind die Nebenwirkungen weniger schwerwiegend, wenn nur das betroffene Organ behandelt wird.«

Professor Köhlers Blick ist ernst und ein wenig überrascht. »So behandelt man Lebermetastasen. Aber bei Ihrem Vater haben wir es mit einem Lungenkarzinom zu tun.«

»Ich weiß.« Ich beuge mich vor, ein wenig nur, gerade so viel, dass er zurückweicht. »Professor Vollmann in Frankfurt behandelt Lungenmetastasen eines Pankreaskarzinoms mit lokoregionaler Chemotherapie, und das durchaus erfolgreich.«

»Ist mir nicht bekannt«, sagt Professor Köhler und setzt seine Brille wieder auf. Er lehnt sich zurück, schlägt ein Bein übers andere. »Wissen Sie, bei Lungenkrebs haben wir es im Wesentlichen mit vier Tumorarten zu tun, den kleinzelligen und großzelligen Karzinomen, den Plattenepithelkarzinomen und den sogenannten Adenokarzinomen, die sich aus den Schleim bildenden Drüsenzellen der Bronchien entwickeln. Ihr Vater leidet unter einem fortgeschrittenen Adenokarzinom, das man am erfolgreichsten mittels Strahlen- und Chemotherapie behandelt. Natürlich muss man individuell entscheiden, doch eine Chemotherapie ist sinnvoll, denn sie kann die Lebensqualität verbessern, und solange der Allgemeinzustand des Patienten eine Behandlung erlaubt, sollte man keine Zeit verlieren.«

»Warum operieren Sie den Tumor nicht einfach?«

Professor Köhler seufzt. »Ihr Vater befindet sich in einem Stadium, in dem wir nicht mehr operieren können. Auch besteht der Verdacht, dass Lymphknoten und Lymphbahnen befallen sind.«

Die Faust in meiner Brust.

Mein Vater, der reglos in seinem Sessel sitzt.

»Außerdem wissen wir noch nicht, wo der Primärtumor sitzt. Möglicherweise sitzt er nicht in der Lunge, sondern im Magen.«

Meine Hände sind feucht, meine Achseln nass, auf Brust und Rücken spüre ich kalten Schweiß.

Ich straffe die Schultern und beuge mich noch ein Stück vor. »Warum im Magen?«

»Bei manchen Krebsleiden machen sich die Metastasen durch Beschwerden bemerkbar, während der Haupttumor zunächst unentdeckt bleibt. Ich rate Ihnen, eine Magenspiegelung vornehmen zu lassen.«

Einen Moment lang weiß ich nicht, was ich sagen soll. Der Boden scheint zu schwanken. Ich versuche, Ordnung in die vielen Informationen zu bringen, einen Plan zu entwickeln, konzentriere mich auf die neuen Fakten, versuche, eine Lösung für diesen Fall zu finden. »Gut«, sagte ich schließlich. »Dann sollte die Magenspiegelung so schnell wie möglich stattfinden.«

»Ich werde Sie an einen Kollegen im Haus überweisen.« Professor Köhler steht auf, reicht erst meinem Vater, dann mir die Hand. Die Audienz ist beendet.

Ich greife nach dem Arm meines Vaters und begleite ihn zur Tür. Meine Bluse ist nass geschwitzt, ich friere. Mein Vater räuspert sich. Im Vorzimmer gießt die Assistentin des Professors gerade Wasser in die Vase mit den dürren Nelken. Mein Vater nickt ihr zu. Ich bleibe stehen, wende mich noch einmal um und deute auf die Mappe, die noch auf dem Tisch liegt. »Die Unterlagen würden wir gern mitnehmen.«

»Wie Sie möchten …« Professor Köhler steckt die Hände in die Taschen seines Kittels, und als ich ihn da stehen sehe, mit seinem ernsten Gesicht und seiner souverän-unantastbaren Haltung, weiß ich, dass ich diesem Mann das Leben meines Vaters nicht anvertrauen möchte. «Es wird allerdings dauern, bis meine Assistentin alles getippt und Kopien angefertigt hat.«

»Kein Problem«, sage ich und lächle mein professionell-freundliches Moderatorinnenlächeln. »Wir werden draußen warten.« Und ziehe die Tür hinter uns zu.

Mein Vater ist grau wie die Flurwand. »Komm, Fesi, wir trinken einen Kaffee.« Ich nehme seine Hand und ziehe ihn mit. »Irgendwo wird es hier doch ein Café geben.«

Wir finden eine Cafeteria, und ich hole uns etwas zu trinken. Die Frau an der Kasse erkennt mich. »Frau Beil! Sie sind doch nicht etwa krank?«

»Aber nein«, sage ich. »Alles in bester Ordnung.« Ich lächle, als wäre ich hier, um ein neues Kleid zu kaufen.

»Da bin ich aber froh.« Sie fischt Wechselgeld aus ihrer Kasse und reicht es mir. »Wann sieht man Sie denn mal wieder im Fernsehen?«

Ich antworte »Sicher bald« und gehe mit dem Tablett auf die Terrasse.

Mein Vater sitzt an einem Tisch in der Sonne. Ich stelle eine Tasse Kaffee vor ihn und Zucker, ziehe einen Stuhl heran und setze mich dicht neben ihn. Eine Weile sagen wir beide kein Wort. Mein Vater rührt in seiner Tasse, ich trinke Apfelschorle. Ich spüre den Wind, die frische Luft, die Wärme auf meinem Gesicht. Ich habe das Gefühl, einer Meute scharfer Hunde entronnen zu sein, und ich weiß, dass es meinem Vater genauso geht.

»Bist du HSV-Fan?« Eine fremde Stimme reißt uns aus unseren Gedanken. Ein paar Tische weiter sitzt ein Mann, der einzige Gast außer uns.

»Guckst du Fußball!?«

»Fußball …«, sagt mein Vater, und sein Gesicht leuchtet auf. »Na klar, ich bin HSV-Fan.«

Der andere kann sein Glück kaum fassen. »Echt? Warst du beim Spiel?!«

»Nee«, sagt mein Vater. »Beim letzten Spiel war ich nicht. Aber alle anderen in dieser Saison habe ich gesehen.«

»Isjasuper!!«, ruft der Mann. Er trägt ausgebeulte Jogginghosen und ein T-Shirt, auf dem *FC Schalke 04* steht, seine Haare sind schmutzig blond. Auf seiner Stirn sitzt eine große rosa Sonnenbrille, seine Füße stecken in Enten-Hausschuhen, wie ich sie bisher nur aus der Kinderabteilung kannte. Er reißt die Arme hoch, als stünde er im Stadion auf der Nordtribüne. »H-S-V! H-S-V!«

»Ja, HSV …«, sagt mein Vater, und wir lachen. »HSV ist super …« Ein Spatz hüpft auf unseren Tisch und pickt einen Krümel auf.

»Is' schön hier«, sagt der Mann. »Is' schön hier, oder?«

»Ja …« Mein Vater nickt und trinkt einen Schluck Kaffee. »Ist schön hier …« Sein Handy klingelt. Kurz spricht er mit seiner Frau, dann reicht er mir das Telefon. »Du kannst das alles besser erklären …«

Ich stelle mein Glas auf den Tisch, nehme das Handy und hole Luft. »Hallo, Angelika …« Im Hintergrund höre ich Stimmen und Kaufhausmusik, sie ist bei der Arbeit. Ohne ins Detail zu gehen, schildere ich, dass der Professor eine Magenspiegelung und eine Chemotherapie vorgeschlagen hat. »Aber ich denke, wir sollten uns noch mit einem anderen Spezialisten beraten.«

Mein Vater schaut in seine Kaffeetasse und nickt.

»Wen findest du am besten beim HSV?«, fragt der Mann am Nebentisch.

Mein Vater verdreht die Augen, und ich muss laut lachen.

»Herr Beil?«

Die Assistentin des Professors winkt mit einem Umschlag. Sie läuft auf unseren Tisch zu, wobei die Absätze ihrer Stiefeletten immer wieder in den mit Moos überwachsenen Ritzen zwischen den Pflastersteinen versinken. »Das soll ich Ihnen geben.« Sie reicht meinem Vater den Umschlag.

Er nimmt ihn nicht.

Sie legt ihn auf den Tisch. »Außerdem soll ich Ihnen ausrichten, dass eine Magenspiegelung nicht erforderlich ist und Sie umgehend mit der Chemotherapie beginnen sollen. Hier …« Sie reicht mir einen orangefarbenen Zettel. »Rufen Sie dort an, um einen Termin zu vereinbaren.«

Ich nehme den Zettel. »Eine Magenspiegelung ist doch nicht erforderlich? Aber wieso?«

»Der Herr Professor sagt, es sei besser, Sie verlieren keine Zeit und beginnen umgehend mit der Chemotherapie.«

Ich beiße mir auf die Lippe. Eben riet er einem Lungenkrebspatienten zur Magenspiegelung, jetzt ist sie bereits überflüssig, und das teilt uns der Herr Professor nicht einmal persönlich mit. Ein seltsamer Spezialist.

»Komm, Fesi.« Ich stehe auf und stelle Kaffeetasse, Zucker und das Glas mit der abgestandenen Apfelschorle auf das Tablett. »Lass uns nach Hause fahren.«

Mein Vater ist froh, die Klinik verlassen zu können. Gleichzeitig widerstrebt es ihm, unhöflich zu sein. »Vielen Dank«, sagt er und deutet eine Verbeugung in Richtung der Assistentin an. »Und grüßen Sie den Herrn Professor.«

»Vielen Dank für Ihre Mühe«, sage ich, eine Spur kühler, und stecke Umschlag und Zettel in meine Tasche. »Wir werden alles noch einmal gründlich überdenken.«

♦ ♦ ♦

In der Wohnung gegenüber räumt das pensionierte Pastorenehepaar den Abendbrottisch ab, während ich den Computer hochfahre. Die Reisetasche steht noch unausgepackt im Flur, die Post liegt ungeöffnet auf dem Tisch. Vor mir ein orangefarbener Zettel und mehrere Befunde.

Auf dem Bildschirm erscheint die Startseite, und ich tippe mein Passwort ein. Ich werde alles lesen. Ich werde nichts auslassen, egal, wie weh es tut.

Während der Zugfahrt habe ich Professor Köhlers Bericht durchgearbeitet. Zuerst will ich wissen, welchem *Staging* die Formel T3(4) N3 Mx entspricht. In einem Lexikon lese ich, T3 bezeichnet Tumore, die größer als fünf Zentimeter sind, und T4 Tumore, die sich auf Brustwand oder Haut ausdehnen. Der Tumor meines Vaters ist also seit der Computertomografie gewachsen – oder der Spezialist hat sich geirrt.

N bedeutet Nodes und beschreibt das Fehlen oder Vorhandensein von regionären Lymphknotenmetastasen. Bei N3 handelt es sich um einen zunehmenden Lymphknotenbefall – wobei *die Einteilung zum Beispiel nach ipsi- oder kontralateralem Befall und Beweglichkeit, sowie Lokalisation in Relation zum Primärtumor erfolgt*. Ich lese den Satz mehrere Male und verstehe ihn nicht.

M steht für Metastasen, und Mx bedeutet, dass die Untersuchungen keine Aussage über Fernmetastasen erlauben. Was man optimistisch und pessimistisch deuten kann.

Die Formel T3(4) N3 Mx entspricht vermutlich Stadium IIIB. Dem vorletzten.

Ich halte die Luft an.

Mit vor Kälte tauben Fingern tippe ich www.krebs-kompass.de und gebe bei Suche »Lebenserwartung« ein. *Bezüglich der Lebenserwartung dürfen wir Ihnen nichts sagen*, lese ich. Eine fundierte Einschätzung kann immer nur der behandelnde Arzt abgeben, alles andere ist Spekulation und fahrlässig obendrein. Ich klicke mich ins Forum.

Wieder rollt sich die Liste aller Krebsarten in alphabetischer Reihenfolge auf – ordentlich sortiertes Leid. Die meisten Teilnehmer schreiben abends, manche Beiträge werden sogar tief in der Nacht abgeschickt. Ich scrolle durch die Überschriften, bis ich finde, was ich suche: *Eine geringe Lebenserwartung* hat Sonnenschein vor zwei Monaten um 20.45 Uhr geschrieben. Ich hole Luft und öffne die Datei.

Eine geringe Lebenserwartung zu haben heißt nicht, keine Erwartungen mehr ans Leben zu haben. Eine geringe Lebenserwartung zu haben heißt nicht, keine Wünsche, Träume und Würde mehr zu haben.

Ein Schauer zieht über meinen Rücken. Ich murmele: »Stimmt …« Das Wissen um den nahen Tod gebe dem Leben mehr Tiefe, schreibt Sonnenschein. Ich schlucke.

Evelyn1952 hat mit einem Gedicht geantwortet:

Leise kam das Leid,
nahm mich an die Hand,
ließ mich nicht mehr los,
Nahm mir meinen Freund …

Ich streiche die Haare zurück, spüre wieder den Druck in der Brust. Das Gedicht ist lang, und ich lese, wie man etwas liest, das man nicht wirklich wissen will, fliege über die Worte, dem Ende entgegen, in der Hoffnung, dass kein Satz mich trifft.
Der letzte tut es doch.

Der Tod ist nicht das Ende,
Abschied aus der Wirklichkeit,
der Tod ist nur die Wende,
Willkommen in der Ewigkeit.

Ich halte die Luft an.
Und klicke die nächste Mail an.
Mannomann schreibt:

Ich brauche dringend Rat. Meine Schwester ist 38 Jahre und hat ein Adenokarzinom. Vor Kurzem haben die Ärzte auch einen Tumor im Gehirn gefunden. Meine Schwester hat bereits eine Chemo hinter sich, sie wurde auch mehrmals bestrahlt. Am vergangenen Wochenende hatte sie unerträgliche Schmerzen und bekam kaum noch Luft. Am Montag – am Montag!!! – wurde sie auf mein Drängen endlich auf eine Überwachungsstation gebracht und bekam Sauerstoff. Am nächsten Tag rief das Krankenhaus an: Wir sollen sofort kommen. Meine Schwester lag auf der Intensivstation, und weil sie nicht mehr selbst atmen konnte, hatte man sie in ein künstliches Koma versetzt. Meine Frage: Ist es normal, dass ein Patient nach einer Chemo- und Strahlentherapie in Lebensgefahr schwebt? Ich liebe meine Schwester so sehr …

GanzvielHoffnung schreibt:

Lieber Mannomann, es tut mir so leid für Euch. Wir sind in der gleichen Situation, nur hat mein Vater auch Metastasen an der Wirbelsäule. Er hat schon drei Chemos bekommen. Mal geht es ihm besser, mal geht es ihm ganz fürchterlich. Wir wissen beide, dass er an dieser schrecklichen Krankheit sterben wird – aber zum Glück wissen wir nicht wann, und darüber bin ich immer wieder froh. Mein Papa lebt, und ich unterstütze ihn, wo ich kann, um ihm zu zeigen, wie sehr ich ihn liebe. Das hilft ihm, und mich macht es glücklich.

Neulich, am Abend vor seiner dritten Chemo, sagte mein Vater: ›Ach Kind, jetzt ein Herzinfarkt, das wäre schön.‹ Mir wurde ganz schlecht. Ich nahm seine Hand und sagte: ›Ja, Papa, für dich wäre es schön. Aber ich bin froh über jeden Tag, den wir noch miteinander haben …‹

Ich möchte ihn begleiten – wohin er auch geht.

Ich wünsche Dir viel Kraft, Mannomann, und lass uns wissen, wie es mit Deiner Schwester weitergeht!

Dahinter hat GanzvielHoffnung zwei Icons gesetzt, ein lächelndes Smiley, das einem anderen, traurigen, über den Kopf streichelt.

Ich schließe die Augen. Der Druck in meiner Brust ist unerträglich.

Ich zwinge mich zur Ruhe und klicke die Mail von KleinerEngel an:

Meine Mutter weiß, dass sie Lungenkrebs hat. Sie weiß von den Metastasen und dass die Ärzte sie nicht mehr operieren können. Mehr will sie nicht wissen. Alle Befunde gehen an mich, ich führe Gespräche mit Ärzten, ich treffe Ent-

scheidungen. Auch jetzt, wo es meiner Mutti sehr schlecht geht, verdrängt sie, dass sie sterben wird. Ich lasse sie. Ich akzeptiere ihren Wunsch. Warum soll ich sie zwingen, täglich daran zu denken, dass es bald zu Ende geht?

Es ist schwer, die Wahrheit zu kennen. Mir hilft es trotzdem, Bescheid zu wissen, denn nur wenn ich informiert bin, kann ich mich mit der Situation auseinandersetzen.

Ich umarme alle, deren Lieben auch gegen den Tod ankämpfen.

Einen Moment überlege ich, KleinerEngel zu schreiben, ihr zu sagen, wie gut ich verstehe, dass sie informiert sein will. Und zu fragen, woher sie die Kraft nimmt, die schreckliche Wahrheit auszuhalten.

Mystery hat Mannomann geantwortet:

Mir geht es ähnlich wie Dir, und ich dachte, vielleicht können wir uns gegenseitig unterstützen und uns Mut zusprechen.

Mir hat es vor einer Stunde den Boden unter den Füßen weggerissen. Mein Mann hat Lungenkrebs. Er bekam eine kombinierte Chemo- und Strahlentherapie, und wie durch ein Wunder verschwand der Krebs. Doch er kam wieder. Inzwischen sagen die Ärzte, eine weitere Chemo würde meinen Mann wahrscheinlich umbringen – was grotesk ist, denn der Krebs tut es schließlich auch! Anfangs gaben sie meinem Mann noch zwei Jahre zu leben. Vorhin sagte der Onkologe, er wisse nicht, ob mein Mann den Sommer noch erleben wird.

Gib die Hoffnung nicht auf, Mannomann. Vielleicht erholt sich Deine Schwester wieder. Sie ist noch jung. Wäre mein Mann jünger, könnte man ihm wohl auch helfen …

Meine Brust will platzen. Ich bekomme keine Luft mehr.

Ich stehe auf, gehe in die Küche und koche Tee.

Dann setze ich mich wieder vor den Computer. Lese weiter. Wild entschlossen, bis auf den Grund des Grauens zu gucken.

Mystery schreibt weiter:

Man darf die Hoffnung nie aufgeben, egal wie schlimm es ist. Das möchte ich allen hier im Forum sagen. Obwohl ich mich im selben Moment wie eine Lügnerin fühle – denn ich habe keine Hoffnung mehr. Ich weiß nicht einmal, ob ich meinem Mann noch ein langes Leben oder einen schnellen Tod wünschen soll. Ich falle und falle … da ist kein Boden mehr … Die Kinder sind verwirrt und traurig, ich versuche, ihnen Kraft zu geben, doch ich weiß jeden Tag weniger, woher ich sie nehmen soll … Entschuldige, Mannomann, wahrscheinlich deprimiere ich Dich nur … Dabei wollte ich Dir doch Hoffnung machen. Meine Mutter ist an Krebs gestorben und mein Vater beinahe daran zerbrochen, schon als Kind musste ich immer stark sein … Es ist so schrecklich … Ich spüre jeden Tag meine Grenzen …

Ich wünsche Dir und Deiner Schwester das Beste und bete für euch!

Diese Briefe schnüren mir die Luft ab. Eine eiserne Faust trommelt gegen meine Brust, zerreißt mich.

Was kann ich bloß tun?

Überall sickert der Tod ins Leben. Auch in meines.

Ich weine. Und klicke die nächste Mail an. HerbertHH schreibt:

Seit ein paar Wochen lese ich immer wieder Beiträge im Forum, und heute muss ich auch einmal etwas loswerden.

Mein Bruder hat ein Bronchialkarzinom, in fortgeschrittenem Stadium. Bei der Diagnose haben die Ärzte gesagt, sie könnten nicht operieren, obwohl ich nicht verstanden habe, warum nicht. Auf jeden Fall hat mein Bruder vor zwei Wochen die erste Chemo bekommen. Ich habe nicht gewusst, dass Medizin Menschen so leiden lassen kann. Mein Bruder hat sich die Seele aus dem Leib gekotzt. Er will nichts mehr essen und wiegt inzwischen nur noch zweiundsechzig Kilo. Er hat Ekzeme am ganzen Körper und keine Haare mehr – ein Klappergestell mit einem Totenschädel, ich muss es mal so drastisch sagen, auch wenn es mein geliebter Bruder ist, aber es ist die Wahrheit. Seine Frau muss sich überwinden, ihn anzugucken. Meine Mutter weint, wenn sie ihren Sohn sieht. Hätte ich vorher gewusst, wie eine Chemotherapie einen Menschen zugrunde richten kann, hätte ich alles getan, um zu verhindern, dass mein Bruder so behandelt wird. Außerdem wächst der Tumor! Inzwischen höre ich überall von Patienten, denen es genauso ergangen ist, und frage mich, ob es eigentlich auch Patienten gibt, denen diese Tortur geholfen hat? Meiner Meinung nach ist das, was mein Bruder erleiden muss, Folter.

Weiter kann ich nicht lesen. Erinnerungen an Professor Köhler tauchen auf, legen sich über die Worte – wie er mit betroffenem Blick meinen Vater mustert; seine Brille abnimmt, seinen Nasenrücken reibt, sich zurücklehnt und ein Bein übers andere schlägt; ich sehe ihn im Türrahmen seines Vorzimmers stehen, die Hände in den Taschen seines Kittels – diese verflucht unantastbare Haltung. Ich höre ihn sagen: »Eine Chemotherapie kann die Lebensqualität verbessern … man sollte keine Zeit verlieren …« Mein Magen krampft sich zusammen. Mein Vater, der immer ein attraktiver Mann war, soll als

Glatzkopf herumlaufen, übersät mit Ekzemen, sich die Seele aus dem Leib kotzend? Um anschließend abzumagern zu einem Skelett? Hat sich Professor Köhler, haben sich all die anderen Ärzte mal gefragt, wie ihre Patienten es aushalten, dahinzufaulen wie ein Stück Gemüse?

Ich weine und schreie, und der Schmerz, der durch meine Eingeweide jagt, treibt mich durch die Wohnung, ich laufe von einem Zimmer ins nächste, den Flur rauf, den Flur runter und schließlich zurück an den Computer. Ich klicke *Adenokarzinom inoperabel* an. Glückspilz schreibt:

Heute habe ich meine Diagnose bekommen: Adenokarzinom, Stadium IV, inoperabel. Eine Strahlentherapie ist auch ausgeschlossen, sagte der Arzt. Und empfahl eine Chemo. Der Witz ist, dass ich mich völlig gesund und topfit fühle! Ich habe Husten, das ist alles. Ich kann nicht glauben, dass ich demnächst meine Haare verlieren, mich schlecht fühlen und dann sterben soll. Das ist absurd!

Mein Mann leidet ganz schrecklich. Er ist der liebenswerteste Mensch, den ich kenne – warum muss er so leiden? Gibt es jemanden im Forum, der mir sagen kann, wie ich ihm helfen kann? Denn eins ist sicher: Mich kriegt dieser Scheißkrebs nicht! Ich lasse nicht zu, dass er sich in meinem Körper einnistet – der lernt mich kennen, ich werde ihn besiegen, nicht er mich! Nicht mit mir! Ich werde kämpfen – auch wenn ich im Moment verzweifelt bin. Ich könnte heulen … aber ich tue es nicht! Ich werde kämpfen, ich bin stark!!

Ich weine und schluchze, ich rufe voller Trotz: »Genau, so geht es auch!« Es ist vor allem eine Frage des Willens und der Stärke! Und wir werden kämpfen, Fesi. Wir kriegen das hin!

Auch wenn ich noch nicht genau weiß, wie, aber ich werde alles tun, damit es dir gut geht und du noch lange lebst!

Durch einen Bekannten meines Vaters habe ich vor einiger Zeit einen Wissenschaftler kennengelernt. Er ist klinischer Biochemiker, arbeitet in der Krebsforschung und hat einen körpereigenen Stoff entdeckt, der verhindern kann, dass abnorme Zellen zu Tumorzellen werden. Er reist zu Tagungen und Vorträgen in aller Welt und lebt im Ausland. Obwohl ich seit Tagen Befunde und Berichte lese, mich in medizinisches Vokabular eingearbeitet habe, mühelos in der Lage bin, Arztberichte ins Deutsche zu übersetzen und mich fast wie ein Laiendoktor fühle, stoße ich an Grenzen. Ich weiß, was Hämatokrit ist, was neutrophile Granulozyten sind, ich kenne Normwerte und Abweichungen – doch hängen ein Mangel an Leukozyten und ein erhöhter NSE-Wert zusammen und wenn ja, wie? Warum ist der SCC-Wert stark erhöht? Und wie hängt all das mit einem Bronchialkarzinom zusammen?

Ich rufe Professor Talmann an und erreiche ihn während eines Symposiums in Österreich. Er spricht mit weicher Stimme, leicht näselnd, und reagiert sehr unprätentiös. »Ei, Frau Beil, verzweifeln Sie nicht. Schicken Sie mir die Befunde, ich sehe mir alles an, und dann telefonieren wir wieder.«

Einen Moment verschlägt es mir die Sprache vor Dankbarkeit, dann notiere ich seine Faxnummer.

Zwei Tage später ruft Professor Talmann zurück. »Ei, Frau Beil …« Im Hintergrund höre ich Lautsprecherdurchsagen wie auf einem Flughafen. »Das sieht wirklich nicht gut aus.«

Ich will etwas sagen und bringe nur ein Krächzen zustande.

»Aber, Frau Beil, es gibt immer etwas, was man tun kann!« Eine Stimme fordert die Passagiere des Fluges nach London-Heathrow auf, zu Gate 7 zu kommen.

Ich halte die Luft an. »Eine Chemotherapie, meinen Sie?« Vergangene Nacht habe ich im Internet eine britische Studie entdeckt, die sagt, dass präoperative Chemotherapien die Überlebenschancen von Lungenkrebspatienten nicht verbessern. Außerdem habe ich Berichte gefunden, in denen es heißt, kleinzellige Bronchialkarzinome reagieren besser auf die Behandlung mit Zytostatika als nicht-kleinzellige Tumore wie ein Adenokarzinom.

»Nein, eine Chemotherapie würde ich Ihrem Vater nicht empfehlen. Ich denke eher an eine Hyperthermie-Behandlung. Dabei werden die betroffenen Bereiche des Körpers künstlich erwärmt. Tumorgewebe ist sehr hitzeempfindlich, und sobald die Temperatur im Körper auf vierzig, zweiundvierzig oder manchmal sogar vierundvierzig Grad steigt, zerstört die Hitze die Zellmembranen. Bei fortgeschrittenen Karzinomen, die nicht operiert werden können, und in Verbindung mit einer leichten Chemo- oder Strahlentherapie ist die Wirkung einer Hyperthermie beträchtlich – ohne dass gravierende Nebenwirkungen auftreten.«

»Warum hat mir das keiner gesagt? Vor ein paar Tagen war ich mit meinem Vater bei einem ausgewiesenen Lungenspezialisten.«

»Ei, Frau Beil, in der Welt der Medizin können Sie viele Überraschungen erleben. Es gibt zahlreiche Therapien, die von den Krankenkassen nicht erstattet werden, und oft erfahren Patienten gar nicht, dass sie auch anders behandelt werden könnten. Das muss man wissen.«

Ich atme hörbar ein. »Professor Köhler schien auch nicht zu wissen, dass man Lungentumore mit einer lokoregionalen Chemotherapie behandeln kann.«

»Professor Köhler hat vor gar nicht so langer Zeit ein Buch veröffentlicht, in dem er schreibt, dass sich eine Chemotherapie in Fällen wie diesem nicht empfiehlt.«

»Er hat … – was?« Ich setze mich. »Und warum hat er meinem Vater dazu geraten? Und sogar darauf gedrängt, möglichst schnell mit der Behandlung zu beginnen?«

»Nun, die Pharmaindustrie sorgt natürlich auch dafür, dass es ihr gut geht. Da fließen Prämien, da werden Geräte gespendet, die sich eine Klinik sonst nicht leisten kann, Ärzte bekommen Einladungen zu luxuriösen Reisen … – ach, da kann ich Ihnen so manche Geschichte erzählen.«

Eine Lautsprecherstimme fordert die Passagiere des Fluges nach Miami auf, zu Gate 28 zu kommen. Ich stelle mir Professor Köhler vor, ernst, betroffen und unantastbar, auf einer Luxusjacht in der Karibik. Was waren seine wahren Motive, meinem Vater zu einer Chemotherapie zu raten?

»Hyperthermie wurde schon vor rund einhundert Jahren wissenschaftlich beschrieben. Inzwischen wird sie nicht nur in Privatkliniken angewandt, sondern immer öfter auch in Tumorzentren und Krankenhäusern. Alle soliden Karzinome lassen sich so behandeln, egal, um was für eine Krebsart es sich handelt.« Professor Talmann macht eine Pause, als wolle er die Spannung steigern. Dann sagt er, leicht näselnd: »Sehr gute Ergebnisse erreicht die Hyperthermie auch bei Lungenkrebs.«

»Das klingt besser als alles, was ich bislang gehört und gelesen habe«, sage ich und könnte diesen Mann, den ich nur einmal gesehen habe und der irgendwo auf einem Flughafen sitzt, umarmen.

»Aber die gesetzlichen Krankenkassen übernehmen die Behandlungskosten nicht. Obwohl die Hyperthermie sogar günstiger ist als andere Therapien. Das ist absurd, aber so ist es.« Professor Talmann stellt ein paar Vergleichsrechnungen auf, doch die Zahlen rauschen an mir vorbei. Ich höre seiner weichen Stimme zu, dankbar und überwältigt und zugleich skeptisch. Warum nimmt er sich Zeit für mich? Was sind seine Interessen? Im nächsten Moment bekomme ich ein schlechtes Gewissen, weil ich einem Menschen, der mir offensichtlich helfen will, so misstraue.

»Herr Professor …« Ich schiebe den Zettel, auf dem ich die ganze Zeit Notizen mache – lymphogen: auf dem Lymphwege entstanden, hämatogen: aus dem Blut stammend, Perfusion: künstliche Durchströmung von Organen oder Gefäßen, Embolisation: künstlicher Verschluss von Blutgefäßen –, zur Seite. »Ich habe noch eine Frage …« Ich will sie nicht stellen, fürchte mich vor der Antwort, doch ich brauche Klarheit. »Herr Professor, in wissenschaftlichen Aufsätzen heißt es immer wieder, die Lebenserwartung bei Lungenkrebs in diesem Stadium … sie läge bei … sie läge bei drei bis fünf Monaten …«

»Ei, Frau Beil, ich verstehe Sie ja. Aber man darf die Hoffnung nicht aufgeben! Das Problem bei Lungenkrebs ist, dass er oft spät entdeckt wird, aber jeder Mensch reagiert anders. Und man kann immer etwas tun. Manchmal glaubt man nicht mehr daran, und trotzdem gibt es einen Ausweg.«

Ich beiße mir auf die Lippe, um nicht zu weinen. »Sie meinen …«

»Ihr Vater kann vielleicht noch eine ganze Weile leben. Da spielen viele Faktoren eine Rolle – auch die psychische Stabilität, die Ernährung, ob der Patient kämpft oder resigniert, ob er Freunde und eine Familie hat, die ihn unterstützen.«

»Mein Vater isst kaum noch etwas …«

»Ei, Sie sollten schon darauf achten, dass Ihr Vater kein Gewicht verliert. Viele Krebspatienten leiden an Kachexie, an starker Abmagerung, und das kann lebensbedrohlich werden.«

Ich schlucke und beherrsche mich, frage: »Gibt es Dinge, die er meiden sollte? Fleisch, Zucker und so weiter?« Im Internet schworen manche auf bestimmte Diäten, kämpften mit Instinktkost nach Burger, isopathischer Milchsäurediät nach Kuhl oder makrobiotischer Kost nach Kushi-Ohsawa gegen den Krebs an.

»Lassen Sie Ihren Vater essen, was ihm schmeckt. Wichtig ist, dass er viel isst, weniger, was er isst.«

»Eigentlich hat mein Vater immer gern Nachtisch und Kuchen und Kekse und Süßigkeiten gegessen …«

»Wunderbar. Geben Sie ihm von allem reichlich, damit er bei Kräften bleibt.« Eine Lautsprecherstimme fordert die letzten Passagiere des Fluges nach London-Heathrow auf, unverzüglich zu Gate 7 zu kommen.

»Ich spreche mit seiner Frau. Aber Herr Professor, können Sie mir noch eines erklären?«

»Ei, selbstverständlich, Frau Beil, fragen Sie nur.«

»Warum kann man den Tumor nicht einfach entfernen?«

»Weil der Krebs Ihres Vaters bereits das Brustfell befallen hat, das die Lunge überzieht und die Brusthöhle innen auskleidet. Vielleicht käme als Behandlung auch eine stereotaktische Strahlentherapie in Betracht, eine hochpräzise punktuelle Bestrahlung der Lunge.« Professor Talmann redet über Radiochirurgie und Photonen, über stereotaktisch fraktionierte Strahlentherapie und computergestützte Planung und Strahlendosis und Krankheitsherde und Vernichtung von Tumorzellen, und ich schreibe mit, versuche, nichts zu versäumen, alles zu erfassen, notiere Namen und Telefonnummern und Wörter, die ich noch nie gehört habe – und die über das Leben meines Vaters entscheiden können.

Kaum habe ich aufgelegt, fahre ich den Computer hoch und suche nach Informationen über alternative Heilmethoden. Hyperthermie, lese ich, erzeugt eine Art künstliches Fieber im

Körper, schädigt krankes Gewebe und zerstört Tumorzellen. Hyperthermie wird in Verbindung mit Chemo- oder Strahlentherapie angewandt und kann deren Wirkung enorm verstärken, was zu einem Rückgang der Beschwerden und sogar zu Heilung führen kann. Außerdem können Zytostatika niedriger dosiert werden. Eine spezielle Form der Hyperthermie ist die Krebs-Mehrschritts-Therapie, die von dem Physiker Manfred von Ardenne entwickelt wurde und bei der Patienten Zuckerlösung verabreicht wird, um die Wärmeempfindlichkeit der Tumorzellen und die Intensität der Behandlung noch zu erhöhen. Drei- bis viertausend Euro würde eine extreme Ganzkörper-Hyperthermie-Behandlung kosten; sie müsste mehrmals wiederholt werden. Eine Krebs-Mehrschritts-Therapie kostet mehr als sechstausend Euro. Mir wird heiß. Mein Vater hat keine Ersparnisse. Ich überschlage meine Rücklagen.

Später telefoniere ich mit seiner Krankenkasse. Eine Sachbearbeiterin mit schwäbischem Akzent erklärt, dass der gesetzliche Leistungskatalog der Krankenkassen vorsieht, welche Pflicht- und Zusatzleistungen Patienten erstattet werden. Die Hyperthermie gehöre leider nicht dazu.

»Aber wenn sie meinem Vater hilft?«

Die Sachbearbeiterin verbindet mich. Ihre Kollegin ist eine burschikose ältere Frau, der ich Befunde und Lage erkläre, woraufhin sie erklärt, die gesetzlichen Regelungen sind nun einmal, wie sie sind, sie kann da auch nichts ändern. Aber sie kann mich gern in eine Fachabteilung verbinden. Wieder höre ich die Musik der Warteschleife. Diesmal nimmt ein Mann ab, und ich schildere, in welcher Lage mein Vater sich befindet. Der Mann erklärt, dass nahezu 95 Prozent aller Leistungen der gesetzlichen Krankenkassen durch den Gesetzgeber vorgeschrieben sind und der Gemeinsame Bundesausschuss die Hyperthermie erst im vergangenen Jahr als nicht anerkannte

Untersuchungs- und Behandlungsmethode eingestuft hat, wodurch keine Leistungspflicht seitens der gesetzlichen Krankenkassen besteht.

»Aber wenn eine Hyperthermie-Behandlung meinem Vater helfen kann, während eine Chemotherapie ihn quält und schließlich umbringt? Warum kann mein Vater, der seit Jahrzehnten Beiträge an Ihre Kasse zahlt, dann nicht die Behandlung bekommen, die gut für ihn ist und außerdem viel weniger kostet?«

»Eine Chemotherapie ist eine bei Krebs durchaus anerkannte Therapie«, sagt der Krankenkassenmann. »Sie hat schon vielen Patienten geholfen.«

Ich laufe gegen Wände. Erlaubt ist, was erlaubt ist, und Kassenpatienten haben zu akzeptieren, was ihre Krankenkasse vorschreibt. Ob es meinem Vater gut tut, ist nicht relevant.

Ich lege auf.

Wütend gehe ich in die Küche und gieße mir ein Glas Buttermilch ein. Das Pastorenehepaar ist nicht zu Hause. In der Pension stehen mehrere Fenster offen, an einem schüttelt eine dicke Frau ein Laken aus. Ich trinke die Milch in einem Zug, wische mir über die Lippen, stelle das Glas in die Spüle, stelle die Milchtüte in den Kühlschrank und knalle die Tür zu. Wenn nötig, werde ich eine Benefizveranstaltung organisieren und bei all unseren Freunden und Bekannten Spenden sammeln.

Verdammt … ich will, dass mein geliebter Vater lebt!

Vor dem Kühlschrank sinke ich in die Knie, das Gesicht in beiden Händen verborgen, und weine. Anfangs habe ich mich nicht einmal getraut, daran zu denken, dann, als ich die ersten Berichte las, hoffte ich, mein Vater würde operiert werden und vielleicht noch ein paar Jahre leben. Etwas später fand ich heraus, dass nur fünf Prozent aller Patienten, die nicht operiert werden können, die ersten fünf Jahre nach Ausbruch der

Krankheit überleben; natürlich hoffe ich, dass mein Vater einer von ihnen sein würde. Dann entdeckte ich, dass Patienten im Stadium IIIB eine durchschnittliche Lebenserwartung von sechs bis neun Monaten haben. Und wenn wir nicht bald eine Therapie beginnen, wird alles noch schlimmer. Doch welche Therapie? Es ist eine Entscheidung über Leben und Tod, und welche Entscheidung auch immer wir treffen werden – es muss die richtige sein …

Dieser Druck in meiner Brust.

Gibt es überhaupt Hoffnung?

◆ ◆ ◆

Mein Vater überlebt den Schlaganfall.

Lange liegt er im Krankenhaus, die rechte Körperhälfte gelähmt, die Gesichtsmuskeln taub. Die Prognosen der Ärzte sind düster, ihre Verbote rigide: keinen Alkohol mehr, keine Zigaretten – und mein Vater wird nie wieder Trompete spielen können.

Als er entlassen wird, steht er vor dem Nichts.

Schon länger läuft sein Leben aus dem Ruder. In den Siebzigerjahren verkauft er wenig Platten, tritt selten auf. Er komponiert für sich und andere Künstler, gründet die Peter-Beil-Showband, doch seine Karriere als Sänger scheint am Ende. Immer wieder sagt er: »Ich brauche nur einen Hit, dann läuft es wieder!« Doch im Showbusiness ist Erfolg mit den Erfolgreichen, und Verlierer werden gemieden wie Pestkranke.

Mein Vater trinkt.

Und je mehr er trinkt, desto tiefer fällt er.

Er ist nicht mehr der erfolgreiche Künstler, den alle kennen und lieben, der Geld hat, drei Autos vor der Tür, ein Haus am Meer, eine luxuriöse Stadtwohnung. Plötzlich hat er Steuerschulden; sein Steuerberater, der auch andere Künstler vertritt, wird verhaftet. Meine Eltern streiten immer öfter; schließlich lassen sie sich scheiden. Unser Haus an der Ostsee wird verkauft.

Mit seiner neuen Freundin zieht mein Vater nach Düsseldorf, und sie überredet ihn, in der Altstadt eine Galerie zu eröffnen. Ab und zu tritt er dort auf, spielt Trompete, singt; ansonsten lebt er in einer Stadt, die er nicht kennt, verkauft Bilder, von denen er nichts versteht, und wenn ich ihn besuche, wirkt er wie jemand, der im falschen Leben steckt. Mein Vater ist Künstler, doch sein Metier ist die Musik.

Ich ziehe nach der Scheidung mit meiner Mutter zu meiner Großmutter; zu dritt wohnen wir in ihrer Zweizimmerwohnung. Später ziehen wir zu Mutters neuem Freund. Ich bin elf Jahre. Und ich vermisse meinen Vater.

Mein lieber, lieber, lieber, lieber Papi,

ich schreibe Dir diesen Brief, weil ich Dich telefonisch nicht erreichen kann. Schade! Wann kommst Du denn endlich nach Hamburg? Du hast es doch versprochen! Ich freue mich auf den Tag, an dem wir beide alleine auf den Dom gehen.

Ich würde mich sehr freuen, wenn Du mir mal eine von Dir besprochene Kassette schicken würdest. Es ist nämlich mal was anderes, und es bleibt eine Erinnerung.

Na ja, komm mal wieder nach Hamburg …

Ich habe dich ganz, ganz, ganz, ganz, ganz, ganz, ganz, ganz, ganz doll, doll, doll, doll, doll, doll, doll, doll, doll, doll, doll, doll lieb. Deine Dich liebende Tochter Caroline, die immer an dich denkt.

Mein allerliebster süßer Papi,

herzlichen Glückwunsch zum Geburtstag! Wie fühlst Du Dich jetzt? Ich hoffe, gut. Ich wünsche Dir viel Schwung und Elan zum neuen Lebensjahr und auch beste Gesundheit, weil ich Dich doch sehr doll lieb habe. Dann wünsche ich Dir noch, dass Du beruflich in eine bessere Laufbahn rutschst und dann auch noch, dass Du künftig öfter in Hamburg bist und mehr Zeit für mich hast.

Hast Du Dich über meine Geschenke gefreut?

Hast Du eigentlich einen Auftritt an Deinem Geburtstag? Schade, dass Du nicht in Hamburg bist, aber ich gehe ja zu Tantchens Geburtstag, die hat nämlich am gleichen Tag Geburtstag wie Du.

Na ja, mein süßer, lieber, kleiner, schnuddeliger Papi: alles Gute! Und 1.000.000.000.000.000.000.000.000.000.000.000.000.000.000.000.000 Küsse! Es grüßt Deine liebe, süße, hübsche, niedliche Tochter Caroline

Ab und zu darf ich meinen Vater in Düsseldorf besuchen. Statt in den Zoo oder ins Museum wie andere gehen wir in die Altstadt, und wo wir hinkommen, wird gefeiert. Morgens schlafen wir lange; abends liegt mein Vater betrunken auf dem Sofa, und ich sitze daneben und betrachte ihn. Einmal kaufe ich Kekse im Laden an der Ecke, und als ich zurückkomme, öffnet niemand. Ich gehe ums Haus, und durch die geschlossene Terrassentür höre ich meinen Vater schnarchen. Es gelingt mir nicht, ihn zu wecken. Schließlich klettere ich auf einen Baum und durch ein Dachfenster ins Haus.

Eines Tages ziehen wir schon mittags durch die Altstadt. Mein Vater steuert auf eine Kneipe zu, einen langen, dunklen Schlauch mit einer Holztheke in der Mitte und einer Musikbox. An der Theke lehnen ein paar Gestalten, vor sich halb leere Gläser. Mein Vater bestellt Limonade, Bier und Schnaps. Zuerst trinkt er den Schnaps, verzieht das Gesicht, dass ich lache, dann nimmt er einen großen Schluck Bier. Er wischt sich den Schaum vom Mund, mit theatralischer Geste, wie ein Clown im Scheinwerferlicht einer Manege. Irgendwann sagt ein dünner Typ mit strähnigem Haar, der neben uns steht und meinen Vater offensichtlich kennt: »Pitter…« Sein Blick ist trüb, und ich wundere mich, wie fremd der Name meines Vaters auf Düsseldorfer Platt klingt. »Pitter, weeßte, watte bes?«

»Na, was?«, fragt mein Vater.

»Du bes ene Alkeholicker!«

Mein Vater lacht. Er zwinkert mir zu und sagt: »Ach, hör auf, ich doch nich'!«

»Loss et dech doch jesaht sin, datte eene bes!«

»Nee, ich bin kein Alkoholiker«, sagt mein Vater, trinkt sein Bier in einem Zug aus, stellt das Glas auf den Tresen und bezahlt. Ich bin zwölf Jahre, schaue abwechselnd zu ihm und dem Betrunkenen und staune, dass jemand sich traut, so etwas zu meinem Vater zu sagen.

Und dann ruft eines Tages Dieter Thomas Heck an.

Mein Vater übernimmt die musikalische Leitung der Hitparaden-Tourneen. Er tritt wieder auf, ist jeden Abend in einer anderen Stadt, arbeitet rund um die Uhr, raucht bis zu einhundertzwanzig Zigaretten am Tag.

Bis er hinter der Bühne zusammenbricht.

Kurz nach seiner Entlassung aus der Klinik besuche ich ihn. Er ist halbseitig gelähmt, der rechte Teil seines Gesichts hängt schlaff herunter. Wenn er spricht, ist es eher ein Lallen. Ich bin unendlich dankbar, dass er lebt, doch seine Freundin bringt jedes Mal, wenn sie nach Hause kommt, Whiskey und

Schnaps und Wein mit. Auf dem Tisch im Wohnzimmer, auf der Kommode im Flur, sogar auf der Toilette lässt sie offene Schachteln mit Zigaretten liegen. Ich werfe alles in den Mülleimer.

Bald darauf brennt sie mit seinem Tontechniker durch.

Mein Vater ist verzweifelt, er hat Depressionen; ich erkenne ihn nicht wieder. Wir telefonieren oft, und als er sagt, er habe versucht, sich umzubringen, wird mir eiskalt vor Angst. Ich bin dreizehn Jahre, nehme mein Taschengeld, kaufe eine Zugfahrkarte und fahre nach Düsseldorf. Ich finde ihn allein und verzweifelt in seinem leeren Haus.

Meine Großmutter sorgt dafür, dass mein Vater nach Hamburg zurückkehrt. Sie und Vaters Schwester pflegen ihn. Morgens fällt es ihm schwer, aufzustehen, und oft starrt er Stunden aus dem Fenster, ohne ein Wort zu sagen. Er holt seinen Koffer hervor, packt seine Trompete aus und streichelt über das glänzende Messing. Er hat alles verloren, was er liebte, und sieht keine Zukunft mehr. Doch meine Großmutter ist unermüdlich, begleitet ihn zur Krankengymnastik, übt mit ihm, sie weigert sich, ihren Sohn aufzugeben. Irgendwann kann mein Vater seinen linken Arm bewegen. Irgendwann kann er wieder Klavier spielen. Es gelingt ihm, seine Lippen ans Mundstück seiner Trompete zu setzen und vorsichtig hineinzublasen. Irgendwann produziert er Töne, kleine Melodien. Er findet seine Kraft wieder, seinen Mut und seine Zuversicht. Er schließt sich den Anonymen Alkoholikern an und trainiert seine geschädigten Nervenfunktionen bis zur Erschöpfung – bis man nur noch ein leichtes Lallen in seiner Sprache hört, wenn er sehr müde ist.

Schließlich kann er sogar wieder Trompete spielen.

Doch es fällt ihm schwer, an alte Erfolge anzuknüpfen. Er trägt noch immer die Dauerwelle, zu der seine Freundin ihn überredet hat, und bei seinen wenigen Auftritten erscheint er in Glitzerjacketts und lila Spenzerjäckchen auf der Bühne. Zum ersten Mal geniere ich mich. Ich wünschte, er wäre Anwalt oder Arzt wie die Väter meiner Freundinnen, kein Schlagersänger; doch das sage ich nicht. Eines Tages kleide ich ihn neu ein und fahre mit ihm an die Alster, um Aufnahmen zu machen, die er als Pressefotos verschicken kann. Doch mein Vater steht schüchtern und unbeholfen auf dem Anleger und ist froh, als er wieder in seinen alten Mercedes steigen und nach Hause fahren darf.

Er sucht noch immer eine Wohnung. Ein alter Freund, mit dem er telefoniert, verspricht, sich umzuhören – und lädt meinen Vater spontan zum Spargelessen bei seiner Freundin ein. Sie wohnt mit einer Bekannten in einer großzügigen Vierzimmerwohnung. Irgendwann im Laufe des Abends fragt diese Freundin meinen Vater, ob er nicht bei ihr einziehen möchte. Am nächsten Tag steht er mit einem Koffer, Kartons und seiner Trompete vor Angelikas Tür.

Er ist nie wieder gegangen.

1984 wird mein Vater Trompeter bei *Hazy Osterwald and the Entertainers*. Ein anderer steht nun im Rampenlicht, er selbst in der zweiten Reihe. Er muss sich unterordnen. Er muss neue Choreografien lernen, was ihm, den man immer den »Eckpfeiler des deutschen Showgeschäfts« nannte, weil er sich auf der Bühne nie zu bewegen wusste, schwerfällt. Auch hat Hazy Osterwald klare Vorstellungen davon, wie seine Musiker aufzutreten haben, und wer blaue Socken zum vorgeschriebenen schwarzen Anzug trägt, muss fünf Mark in eine Strafkasse zahlen. Seine Bandkollegen sind eifersüchtig, denn mein Vater ist bekannter als sie. Sie argwöhnen, er habe Millionen gespart – warum er überhaupt dabei sei? Auf Tourneen stürmen, sobald sie ins Hotel kommen, alle los, und wenn mein Vater sein Zimmer betritt, findet er nichts vor als ein nacktes Bett. Decken, Spiegel, Bettvorleger, Fernsehapparat, Kleiderbügel – die anderen haben alles in ihre eigenen Zimmer geschleppt. In Basel sitzt er einmal in seinem leer geräumten Zimmer und starrt auf einen einzelnen Zehennagel. Er liegt auf dem Fußboden, dort, wo vermutlich der Bettvorleger lag. Mein Vater lacht, bis ihm Tränen in den Augen stehen, und immer wenn er diese groteske Geschichte später erzählt, weint er wieder vor Lachen. Doch ich spüre, dass es ihn auch verletzt, so behandelt zu werden.

In einer anderen Stadt reicht man ihm nach dem Auftritt ein Glas – er ist durstig und trinkt. Und spuckt aus. Im Glas ist Wodka statt Wasser. Starr vor Angst sitzt mein Vater, der seit seinem Schlaganfall nicht mehr getrunken und nie wieder eine Zigarette geraucht hat, auf einem Hocker.

Doch nichts geschieht. Er wird nicht rückfällig.

Er lässt sich nicht unterkriegen.

◆ ◆ ◆

Ein Freund ruft an. Max ist Schauspieler, vor zwei Tagen war er bei einem Casting und hat gute Chancen; es geht um eine Hauptrolle. »Und was machst du?«

»Ein Fernsehauftritt hier, eine Moderation da.«

Er erzählt, dass er eine neue Wohnung sucht und mit seiner Freundin zusammenziehen will.

Ich sage, dass ich vor einer Weile umgezogen bin und dass ich finde, dass seine Freundin gut zu ihm passt. Und dann sage ich, dass mein Vater Lungenkrebs hat.

»Oh …« Ich höre Max schlucken, husten. »Oh, das ist ja fürchterlich. Was macht ihr jetzt?«

»Im Moment verabrede ich Termine bei verschiedenen Ärzten. Doch es dauert alles so lange. Als Kassenpatient bist du ein Mensch zweiter Klasse, da darfst du nichts erwarten.«

Er hustet wieder. Und sagt: »Mimis Tante hatte auch Lungenkrebs …« Mimi ist seine Freundin.

»Und?«

Schweigen. Nur das Rauschen in der Leitung und Vogelgezwitscher vor dem offenen Fenster.

»Pass auf, Caro. Ich hole dich nachher ab, und wir gehen aus. In Mitte gibt's einen neuen Klub.«

»Danke, aber ich muss noch klären, in welchen Kliniken eine lokoregionale Chemotherapie der Lunge durchgeführt wird.«

»Okay, war nur ein Angebot. Einfach so eine Idee …«

»Nett von dir. Vielleicht ein andermal.« Ich lege auf.

Eine Stunde später klingelt das Telefon wieder. Eine Bekannte, die ich aus der Zeit kenne, als ich *Blitz* moderierte. »Hi, Caro, ich habe dich gestern auf RTL gesehen und dachte, wir müssen uns unbedingt mal wieder treffen. Was treibst du?«

»Im Moment recherchiere ich die Überlebenschancen von Patienten mit Adenokarzinom.«

»…«

»Eine Chemotherapie hat ganz üble Nebenwirkungen. Mir war nicht klar, was da alles passieren kann.«

»Caro? Was ist los mit dir?«

Ich streiche einen Krümel von meiner Jogginghose.

»Caro?«

Ich räuspere mich. »Mein Vater hat Lungenkrebs.«

»Hilfe …«

Ich höre, wie sie die Luft anhält, und denke: Warum brauchst *du* Hilfe?, und sage: »Wir haben es vor zwei Wochen erfahren.«

»Ich weiß gar nicht, was ich sagen soll …«

Also lenke ich das Gespräch auf ein anderes Thema, und sie erzählt, dass sie demnächst bei einem anderen Fernsehsender arbeiten wird. Ihr neuer Chef möchte, dass sie eine Probemoderation macht. Vielleicht nimmt man sie ins Nachrichten-Team auf. Ich wünsche ihr Glück und lege auf.

Am Abend rufe ich meine Freundin Julie in Los Angeles an. Sie ist im Büro, bei ihr ist es Vormittag. *»Nice to hear you …«*, sagt sie, und ihre Stimme klingt nach Sonne und Autofahrten im offenen Cabrio. Ich sage, dass mein Vater Lungenkrebs hat.

»Oh, that's bad …«

»Yes, it's bad …«

»How is he doing?«

Ich streiche mir die Haare aus dem Gesicht. Sage, dass mein Vater unter Schock stehe, kaum rede, aber keine Schmerzen habe. Julie fragt nach der genauen Diagnose, und ich rede über Adenokarzinome und Hyperthermie und stereotaktische Strahlentherapie und ausgedehnte Metastasen im Mediastinum. Sie hört einfach zu. Sie kennt mich seit zwanzig Jahren.

Sie fragt: *»And how are you doing?«*

Ich wische mir über die Wangen. *»I'm feeling horrible …«*

»Listen …«, sagt Julie und erzählt von einem Freund ihrer Freundin. Die Ärzte haben Lungenkrebs festgestellt, ihm noch einen Monat zu leben gegeben und umgehend eine Chemotherapie eingeleitet. *»And he's still alive!«* Er lebt, obwohl inzwischen mehr als ein Jahr vergangen ist. Und es geht ihm gut! *»And he's fine!«*

Etwas Warmes strömt durch meine Brust. *»Really?«*

In der Nachbarwohnung schlägt jemand eine Tür zu. Auf der Straße hupt ein Auto. Ich setze mich aufs Sofa, ziehe eine Decke über meine Beine und erzähle Julie, was ich über Chemotherapie bei Adenokarzinomen gelesen habe und dass ich Angst um meinen Vater habe. Ich erzähle von dem Telefonat mit Professor Talmann, von alternativen Behandlungsmethoden, den Kosten. Ich erzähle, dass ich es schwierig finde zu entscheiden, welche Therapie die beste für meinen Vater sei, und dass er selbst es noch viel weniger könne, weil er gar nicht sehen wolle, wie es um ihn stehe, vom Krebs immer nur als »das Ding« oder »die Sache« rede und gar nicht in der Lage sei, sich mit Ärzten auseinanderzusetzen. Ich flüstere, dass ich meinen Vater retten wolle, dass er aber in drei Monaten tot sein könne. Ich weine, und Julie tröstet mich. *»Listen Ouzi«*, sie nennt mich Ouzi, seit wir in Hamburg einmal zu viel griechischen Schnaps getrunken haben, *»there is always hope. And you're strong, I know that.«*

Dann sagt sie, dass sie immer für mich da sein wird.

Ich lege auf und weine, bis ich leer und erschöpft bin.

Später gehe ins Bad und schminke mich. Dann rufe ich Max an und frage, ob er immer noch Lust hat, in den neuen Klub in Mitte zu gehen.

♦ ♦ ♦

In der Nacht wache ich auf. Alles, was ich in der Stille höre, ist das Ticken einer Uhr. Es dauert, bis ich begreife, dass es nicht mein Wecker ist.

Es ist die Uhr in meinem Kopf.

Ich drehe mich auf die Seite und sehe vor dem Fenster schwarze Wolken vorüberziehen. Den Mond, dürr wie ein hungerndes Kind. Ich drehe mich zur Wand. Ziehe die Decke über den Kopf und versuche, wieder einzuschlafen.

Das Ticken bleibt.

Ich stehe auf. In der Küche koche ich Tee. Es ist vier Uhr. Das Pastorenehepaar schläft, die Gäste in der Pension schlafen, nirgendwo ein Licht, nirgendwo ein Geräusch.

Nur das Ticken der Uhr, das nicht aufhören will.

Ich gehe ins Wohnzimmer und schalte das Radio ein. Ein Jazzsender spielt *Sandalia Dela* von Duke Pearson. Ich wickle mich in eine Decke. Als Mädchen habe ich Cindy und Bert gehört und Adriano Celentano, die Chansons von Gilbert Bécaud, die meine Mutter liebte, und Jazz und Soul, vor allem Duck Person und Dusty Springfield. Kein Tag in unserem Haus verging ohne Musik, und abends, wenn es dunkel wurde, sah ich zu, wie mein Vater in seinem Arbeitszimmer am Klavier saß und spielte oder komponierte, fast immer hatte er eine Zigarette neben sich, und manchmal vergaß er sie, das Holz war übersät mit Brandspuren. Ich hockte auf dem Boden, spielte mit Notenblättern, die überall verstreut lagen, und wusste mich sicher und beschützt.

Nun bin ich es, die für ihn sorgt. Und ich muss eine Entscheidung treffen.

Die Uhr tickt immer lauter.

Am Vortag habe ich meinen Hausarzt angerufen, er hat mir einen Onkologen an der Berliner Charité empfohlen, mit dem ich heute Morgen telefonierte. Er empfahl mir eine Chemotherapie. Er versuchte, mir meine Vorbehalte auszureden, sprach von sanfter Dosierung und Medikamenten, die Nebenwirkungen mildern. Irgendwann legte ich auf. Jeder sagt etwas anderes, hat eine Meinung, und je mehr Meinungen ich höre, desto schwieriger wird es, den richtigen Weg zu finden. Ich rechne Nebenwirkungen und Risiken gegen Überlebenschancen auf, bis ich erschöpft aufgebe – das Bild meines Vaters vor Augen, der auf seinem Sofa in Hamburg sitzt und versucht, sich nichts anmerken zu lassen, und doch zutiefst erschüttert und verzweifelt ist.

Ich stehe auf, gehe ins Nebenzimmer und fahre den Computer hoch. Erst schaue ich, wie das Wetter in Los Angeles ist und was gerade auf dem *Sunset Strip* los ist, und wie immer leuchten Neon-Reklamen, und Autos schieben sich über den breiten Boulevard. Einen Moment überlege ich, Julie anzurufen. Dann wähle ich mich in ein Krebs-Forum ein. Minka schreibt:

Ich will mich kurz vorstellen – und dem ein oder anderen vielleicht ein bisschen Zuversicht vermitteln.

Im Herbst letzten Jahres bekam ich starke Schulterschmerzen. Im Büro war viel zu tun, also nahm ich Medikamente. Nach drei Wochen bekam ich blaue Flecken auf der Brust. Außerdem schwoll mein Gesicht. Ich las die Liste der Nebenwirkungen des Medikaments – und setzte es ab. Wieder hatte ich starke Schmerzen, und nun ging ich zum Hausarzt. Er untersuchte mich, sagte, ich sei gesund, hätte aber vermutlich eine Allergie – und verschrieb mir Medikamente.

Nach einer weiteren Woche hielt ich es nicht mehr aus. Meine Schulter schmerzte, mein Gesicht und der Hals waren geschwollen, mein Herz raste, und manchmal bekam ich kaum noch Luft. Ich fuhr ins Krankenhaus. In der Notaufnahme wurden ein EKG und eine Röntgenaufnahme gemacht. Man sagte, ich sei gesund. Ich kam mir wie eine Simulantin vor.

Vorsichtshalber behielt man mich über Nacht dort. Am nächsten Tag erschien nachmittags eine Ärztin und erklärte, auf dem Röntgenbild habe man eine Geschwulst entdeckt. Ich solle mitkommen, es würde sofort eine Computertomografie gemacht.

Ich hatte Lungenkrebs.

Gott sei Dank fand man keine Metastasen im Bauchraum und verlegte mich auf die onkologische Station des Krankenhauses in D.

Das war meine Rettung!

Eines Tages während der anschließenden Untersuchungen und Operationen sagte ich zu dem mich behandelnden Professor: »Wenn ich sterbe, versuchen Sie nicht, mich zurückzuholen. Denn dann will Gott mir einen langen Leidensweg ersparen.«

Der Professor antwortete: »Ich glaube auch an Gott. Und ich glaube, dass Sie mit 48 Jahren viel zu jung sind, um zu sterben.«

Von da an war ich sicher, in den besten Händen zu sein.

Ich bekam eine Chemotherapie. Ich sah zu, wie die Flüssigkeit in meinen Arm tropfte und dankte Gott und der Wissenschaft, dass es Chemotherapien gab.

Heute geht es mir gut. Nächste Woche bekomme ich wieder eine Chemo. Der Tumor ist geschrumpft, inzwischen ist er so klein, dass man ihn fast nicht mehr sieht! Immer wenn ich ins Krankenhaus musste, kümmerten sich Nachbarn und Freunde um meine Pflanzen und meinen Hund, sie putzten sogar meine Wohnung und stellten mir Blumen hin, wenn ich zurückkam. Auch in der Klinik bekam ich viel Besuch. Alle sorgten sich um mich. Ich bekam so viel Liebe und Zuwendung, ich war richtig glücklich, obwohl ich doch schwer krank war.

Die Hoffnung stirbt zuletzt, sagt man. Ich möchte allen, die das hier lesen, sagen: Habt keine Angst! Habt Vertrauen!

Ich wünsche euch Glück und Gottes Beistand.

Eure Minka.

Dahinter ein paar winkende Smileys. Ich trinke einen Schluck Tee und fühle mich irgendwie getröstet. Ich bin nicht allein.

Ich scrolle durch die Seiten und entdecke eine neue Mail von GanzvielHoffnung. Ich freue mich, fast als hätte ich einen alten Bekannten wieder getroffen. Ich öffne die Datei:

Mein Vater hat insgesamt sechs Chemos und zehn Bestrahlungen bekommen. Er war danach schwach, konnte nicht mehr gehen, und seine Wirbelsäule war bruchgefährdet. Er bekam Morphium, denn etwas anderes half nicht mehr gegen seine Schmerzen, und Sauerstoff, weil er manchmal kaum atmen konnte. Mein Vater hatte Metastasen an der Wirbelsäule, im Gehirn, in der Leber, den Knochen und, wenn ich das richtig verstanden habe, sogar im Blut. Außerdem zeigten sich bei jeder Untersuchung neue Flecken auf der Lunge. Ich kann immer noch nicht fassen, wie schnell sich Metastasen ausbreiten, trotz Therapie.

Papa konnte auch keine Nahrung mehr zu sich nehmen, nicht einmal mehr Flüssigkeit. Er wurde künstlich ernährt. Ich habe ihn bis zum Schluss unterstützt, wo ich konnte, um ihm zu zeigen, wie sehr ich ihn liebe, doch er benahm sich immer ekelhafter, er fing sogar an, mich zu beschimpfen. Das tat sehr weh. Ich ahnte, dass er am Ende doch große Angst vorm Sterben hatte, und ich wusste nicht, wie ich ihm helfen konnte.

Starr sitze ich vor dem Bildschirm. Mein Körper ist eiskalt, mein Kopf leer. Mein Herz rast, doch ich zwinge mich, weiterzulesen.

Schließlich bekam mein Vater eine Lungenentzündung. Die Ärzte fanden Bakterien in seinem Blut, deren Namen ich vergessen habe, aber sie verursachten eine Gehirnhautentzündung. Außerdem bekam er einen Schlaganfall, und seine rechte Körperhälfte war gelähmt.

Es ist unglaublich, was ein Körper aushalten kann.

Doch es war so schrecklich, meinen Vater so leiden zu sehen!

Die Schwestern legten Papa in ein Gitterbett, damit er nicht herausfallen konnte. Schließlich war er gar nicht mehr ansprechbar, und wenn er die Augen öffnete, sah man nur das Weiße der Augäpfel. Spätestens da habe auch ich mir gewünscht, er möge an einem Herzinfarkt sterben.

Doch es war ihm nicht vergönnt.

Am Ende drückten der Tumor und die Metastasen auf die Atemwege. Er bekam Krämpfe.

Und dann ist mein geliebter Papa qualvoll erstickt.

Ich weine und schreie. Mein Magen tobt, ich renne aufs Klo, würge, doch es kommt nur Spucke. Ich lehne mich gegen den Rand der Badewanne, heule wie ein Kind, mein Körper brüllt vor Schmerz, meine Zähne klappern, ich zittere.

Als es vorbei ist, setze ich mich an den Tisch. Den Kopf in beide Hände gestützt, versuche ich, mir vorzustellen, was das Schlimmste ist, was geschehen kann. Ich will ein *worst case scenario* entwerfen. Dann bin ich gewappnet. Wie vor ein paar Monaten, als meine Managerin kurz vor Weihnachten anrief und sagte »Im neuen Jahr hast du keinen einzigen Job« und ich einen Zettel nahm und aufschrieb: *eine Weile kann ich von meinem Ersparten leben – ich ziehe in eine kleinere Wohnung – zur Not verkaufe ich das Auto und fahre Fahrrad – wenn ich dann noch kein neues Engagement habe, werde ich kellnern – oder ich gehe putzen. Na und?* Das Schlimmste wäre, arm zu sein, doch ich würde nie in der Gosse landen. Das schwarz auf weiß vor Augen zu haben gab mir Kraft. Kurze Zeit später bot man mir Rollen in zwei Fernseh-Produktionen an, ich wurde als Sängerin engagiert und moderierte verschiedene Veranstaltungen.

Doch als ich jetzt schreibe *Was ist das Schlimmste, was passieren kann?*, weine ich wieder. Ich stehe auf, wische die Tränen ab und zwinge mich, noch einmal die Mail von GanzvielHoffnung zu lesen, die längst keine Hoffnung mehr hat. Ich male mir aus, all das geschieht meinem Vater – er bekommt Krämpfe und keine Luft mehr, er erstickt qualvoll, wird reanimiert und stirbt doch.

Ich weine, bis keine Träne mehr in mir ist.

Danach fühle mich seltsam stark. Ich werde alles tun, was ich kann.

Wir werden kämpfen.

◆ ◆ ◆

Die Praxis ist groß und hell, am Empfang steht eine Vase mit Pfingstrosen, und auf dem Flur spielen Kinder mit Bauklötzen. Die Sprechstundenhilfe bittet uns, noch einen Moment im Wartezimmer Platz zu nehmen.

Neben der Tür sitzt eine dicke Frau mit Verbänden um beide Beine, am Fenster krault eine andere ihren Hund. Ich grüße, beide nicken. Mein Vater ist still und in sich gekehrt. Ich setze mich neben ihn, wickle ein Pfefferminzbonbon aus und biete es ihm an. Er schüttelt den Kopf. Ich stecke es in den Mund und streiche mir die Haare aus dem Gesicht. Auf dem Tisch liegt eine Zeitschrift, auf dem Titelblatt das Foto einer bekannten Sängerin und die Schlagzeile »Wie ich meinen Brustkrebs besiegt habe«.

»Ja, mein Kleiner, du bist müde«, sagt die Frau, die am Fenster sitzt. Einen Moment bin ich verwirrt; sie spricht mit ihrem Hund. »Bald gehen wir nach Hause, dann kannst du deinen Mittagsschlaf machen.« Der Hund japst, als wolle er eine Antwort geben, und gähnt. Er hat eine breite rosa Zunge und feucht glänzendes Zahnfleisch. Sein Frauchen krault hingebungsvoll sein Kinn.

»Herr Beil?« Eine Frau mit rotem Haar und Sommersprossen steht in der Tür, in der Hand eine Akte. Mein Vater räuspert sich und steht auf. Der Hund gähnt noch einmal, und ich bin froh, dass ich ihm nicht länger dabei zusehen muss.

Doktor Gärtner ist überraschend jung, ich schätze ihn auf Anfang vierzig. Professor Talmann hat ihn empfohlen, nachdem ich meinem Vater verboten habe, noch einmal seinen inkompetenten Hausarzt aufzusuchen, der Lungenkrebs nicht von Bronchitis unterscheiden kann. Doktor Gärtner sei ein hervorragender Allgemeinmediziner und Naturheilverfahren gegenüber sehr aufgeschlossen.

»Bitte, nehmen Sie Platz«, sagt er, deutet auf zwei Stühle vor seinem Schreibtisch und setzt sich uns gegenüber. Hinter ihm ist ein großes Fenster, und ich sehe einen Hof voller Birken. Mein Vater liebt Birken. Doch er scheint sie nicht zu sehen, sein Blick ist auf die Akte gerichtet, die auf dem Tisch liegt.

»Ich habe mir alle Befunde angesehen, Herr Beil«, sagt Doktor Gärtner. »Es sieht nicht gut aus.«

Ich fahre zusammen. Mein Vater starrt auf die Akte.

»Aber das wissen Sie ja.« Der Arzt lächelt. Er hat eine angenehme Stimme.

»Ja«, sagt mein Vater und hustet. »Das Ding macht Ärger.« Seit der Diagnose vor drei Wochen weigert er sich, das Wort »Krebs« auszusprechen.

»Es geht jetzt darum zu schauen, was wir für Sie tun können«, sagt Doktor Gärtner. »Es gibt mehrere Möglichkeiten – aber auch das wissen Sie.«

»Ja«, sage ich, als brauchte es eine Bestätigung. Meine Hände sind feucht.

»Wenn ich das einmal so deutlich sagen darf: Von einer systemischen Chemotherapie rate ich ab.« Doktor Gärtner schraubt die Kappe von seinem Füller und notiert etwas in der Akte.

Ich atme auf. Mein Vater hebt den Blick.

»Ihr Immunsystem ist bereits geschwächt, Herr Beil, und eine Chemotherapie würde es weiter schwächen. Das ist nicht ungefährlich. Außerdem müssen wir vermeiden, dass Sie Gewicht verlieren. Darf ich fragen, wie viel Sie im Moment wiegen?«

»Achtzig Kilo«, sagt mein Vater. Er wog einmal neunzig Kilo.

»Das ist doch eine gute Ausgangslage – wenn ich das mal so salopp formulieren darf.«

Mein Vater lächelt.

»Und Ihr Blutbild …« Doktor Gärtner blättert in der Akte und zieht einen Zettel heraus. »Ihr Blutbild ist auch gut. Die Zahl der Leukozyten liegt etwas unter dem Durchschnitt, alle anderen Werte sind, wie sie sein sollten.«

Es klingt, als sei mein Vater gesund. Er strahlt.

»Ich bin froh, dass Sie uns nicht zu einer der üblichen Chemotherapien raten«, sage ich und pule an einem Nagelhäutchen an meinem Zeigefinger.

»Ich denke, wir sollten überlegen, welche Behandlung alternativ infrage kommt.« Doktor Gärtner sieht mich an. »Professor Talmann hat bereits mit Ihnen über eine Hyperthermie gesprochen?«

Ich nicke.

»Wir sollten über eine lokoregionale Chemotherapie nachdenken.« Der Arzt lehnt sich zurück, und mein Vater sinkt in sich zusammen. Vor ein paar Tagen ist er mit seiner Frau nach Frankfurt gefahren; ich war bei Dreharbeiten und konnte sie nicht begleiten. Beide kehrten verschüchtert und verstört zurück. Man hatte ihnen gesagt, angesichts der Größe des Bronchialkarzinoms reiche eine lokoregionale Chemotherapie als Behandlung nicht aus. Sie hatten vergessen zu erwähnen, dass die lokoregionale Chemotherapie selbstverständlich in Kombination mit einer Hyperthermie durchgeführt werden sollte.

»Wenn wir nur die Lunge und nicht den gesamten Körper mit Zytostatika behandeln«, sagt Doktor Gärtner, »ist die Dosis der Medikamente in der Lunge größer, im gesamten Körper aber geringer – was allgemein zu weniger starken Nebenwirkungen führt.«

Ich spüre, wie ein Schweißtropfen aus meiner Achsel hinabrinnt und sage: »Nach allem, was ich recherchiert habe, denke ich, eine Hyperthermie in Verbindung mit einer lokoregionalen Chemotherapie wäre die beste Therapie für meinen Vater.«

»Ihre Tochter kennt sich gut aus«, sagt Doktor Gärtner und zwinkert meinem Vater zu.

»Ja.« Er hustet. »Sie hätten sehen sollen, wie sie mit dem Lungenspezialisten geredet hat, als er eine Chemotherapie und eine Magenspiegelung verordnen wollte. Der hat ganz schön geguckt.« Mein Vater ist stolz, und ich freue mich, gleichzeitig ist es mir peinlich. Ich versuche, auf Augenhöhe mit Ärzten zu reden, aber natürlich stoße ich an Grenzen, ich bin Laie.

»Ich kann Ihnen die Adressen einiger Kliniken geben«, sagt der Doktor und schraubt seinen Füller wieder zu. Ich nicke und verscheuche eine Fliege.

»Herr Beil …« Doktor Gärtner beugt sich vor. Er hat kräftige Arme, deren Adern deutlich zu sehen sind. Seine Stimme klingt ernst, doch sehr freundlich, und er sieht meinen Vater unverwandt an. »Sie haben Lungenkrebs, und der Tumor ist groß. Egal, für welche Therapie Sie sich entscheiden, er wird nicht mehr verschwinden.«

Ich halte die Luft an.

Doch Doktor Gärtners Worte scheinen meinen Vater nicht zu erschrecken. »Ja, ja …«, sagt er und schaut aus dem Fenster. »Das Ding ist groß …«

»Wir müssen zu einer Art Koexistenz finden, wenn ich es mal so sagen darf. Wir werden versuchen, den Tumor in Schach zu halten und dafür zu sorgen, dass er nicht wächst und nicht streut. Und wir werden die Metastasen in der Brust, im Bauch und am Hals behandeln. Aber, Herr Beil, Sie werden den Krebs nicht mehr los. Sie müssen sich mit Ihrem Feind arrangieren …«

Mein Vater sieht ihn an, und ich spüre, dass seine Worte ihn erreicht haben. Sein Blick ist plötzlich wacher. Er räuspert sich. »Sie meinen, Doktor, wir bekämpfen das Ding und passen auf, dass es nicht schlimmer wird?

»Genau.«

Mein Vater lächelt.

»Man hat keine Metastasen in den Knochen gefunden, das ist ein gutes Zeichen. Ihr Blutbild ist gut, und ich werde es weiterhin regelmäßig kontrollieren.«

»Das heißt, wir tun alles, damit das Ding nicht wächst?«

»Ja, genau. Und je eher Sie mit der Therapie beginnen, desto besser.«

»Ja … Also, das klingt gut, Doktor.« Mein Vater lacht. Ich wische meine Hände ab; doch sie sind gar nicht feucht. Etwas an Doktor Gärtners deutlicher Art wirkt auch auf mich beruhigend. Ich fühle mich seltsam leicht. Im Hof streiten zwei Elstern, und irgendwo lacht ein Kind. Wir haben einen Plan, und wir haben einen Arzt an unserer Seite. Wir haben noch die Kontrolle, sind nicht ausgeliefert, uns bleibt noch etwas anderes, als auf den Tod zu warten. Und vielleicht wird mein Vater lange leben.

»Doktor …« Mein Vater beugt sich vor und reicht Doktor Gärtner die Hand. »Wenn Sie das so sagen … dann lebe ich eben mit dem Krebs. Okay, mache ich! Das kriegen wir schon hin!«

Als wir die Praxis verlassen, treffen wir auf dem Flur die Frau mit ihrem Hund. Sie lässt sich einen neuen Termin und ein Rezept geben, und ihr Hund gähnt.

Ich lächle ihm zu.

◆ ◆ ◆

Als junger Mann jobbt mein Vater als Model für einen Shampoo-Hersteller. Dabei lernt er ein Fotomodell kennen, Gudrun, die wegen ihrer Schönheit *the face* genannt wird. Über Jahre arbeiten beide zusammen, posieren für Anzeigen, Plakate und Titelbilder. Sie mögen sich, werden Freunde und bleiben auch in Kontakt, als mein Vater Karriere als Musiker macht und Gudrun einen reichen Hamburger Bauunternehmer heiratet.

Eines Tages im Sommer 2005 ruft Gudrun meinen Vater an. Sie bittet ihn, ein Lied zur Hochzeit ihres Sohnes zu komponieren und es auf dem Fest in New York für das Brautpaar zu spielen. Außerdem bittet sie mich, ein Medley aus verschiedenen Liebesliedern zu singen.

Am 3. Dezember steigen mein Vater und ich die ausladenden Treppen der New York Public Library an der Fifth Avenue hoch. Er trägt einen Smoking und eine weiße Fliege, ich ein silbernes Abendkleid aus Seide. Zwei riesige Löwenskulpturen säumen den Eingang mit seinen Rundbögen und mächtigen Säulen. Drinnen hallen unsere Schritte auf dem weißen Marmorboden. Festlich gekleidete Menschen laufen durchs Foyer, die ausladenden Treppen hinauf. Ein großer schlanker Mann mit leicht exaltierten Bewegungen kommt uns entgegen, fragt nach unseren Namen und begrüßt uns mit einem *Hi, nice to meet you.* Wir folgen ihm, vorbei an einem prächtigen Saal, der festlich weiß dekoriert ist, auf den Tischen glitzert Kristall, glänzt schweres Silber, Kandelaber und Blumen schmücken die Tische, die umgeben sind von riesigen Tannenbäumen. Es duftet nach Orangen. Der Mitarbeiter der Hochzeits-Agentur führt uns in ein Nebenzimmer; niemand soll uns sehen, wir sind Gudruns Überraschungs-Coup.

Vor den Fenstern stehen Holztische, an den Wänden hängen Stiche, und es riecht nach Papier und Büchern. Man hat Getränke für uns bereitgestellt und eine Schale mit Obst. Ich ziehe meine Pelzjacke aus, trete an eines der Fenster und schaue auf die Fifth Avenue – draußen ist es bereits dunkel, Autos fahren vorüber, gelbe Taxis hupen, es flirrt und sirrt, als wäre die Luft elektrisch geladen. Schon lange habe ich mir gewünscht, einmal in New York und mit einer Big Band aufzutreten. Mein Vater steht neben mir, und ich umarme ihn. »Fesi, es ist wie in einem Traum.«

Er streichelt mein Haar.

Ich lasse mich in einen der Ledersessel fallen und sehe zu, wie er seinen Trompetenkoffer öffnet. Im Fach, in dem früher Whiskeyflaschen steckten, liegt eine Flasche Mineralwasser. Mein Vater nimmt seine Trompete und wischt mit einem weichen Tuch über die Ventile und den Schalltrichter. Ich hole meine Notenblätter, wir gehen noch einmal die Reihenfolge meiner Lieder durch. Ich singe mich ein. Mein Vater liest seine Partitur und summt die Melodie des Hochzeitslieds. Wochenlang haben wir recherchiert, denn die Braut ist Koreanerin, eine Tochter aus guter Familie, die in New York als Anwältin in einer großen Kanzlei arbeitet, und mein Vater wollte eine Art Hymne komponieren, die Korea und Hamburg, wo der Bräutigam aufwuchs, vereint. Während ich im Internet Informationen über Korea und traditionelle koreanische Musik und Instrumente zusammentrug, spielte mein Vater Melodien am Klavier, verwarf sie, änderte sie, verfasste neue. Er wollte etwas ganz Besonderes schaffen, und ich wusste, dass er sich auch über den Auftrag freute, weil er Geld verdiente. Am Ende fuhren wir in ein Studentenwohnheim, in dem ein koreanischer Musikstudent lebte, der uns einige seiner Instrumente lieh, nahmen *Miracle of love* in einem Tonstudio auf und ließen CDs brennen, die alle Gäste geschenkt bekommen sollten.

Mein Vater schaut aus dem Fenster, läuft umher, und auch ich bekomme langsam Lampenfieber. Er hält seine Trompete in der Hand und bewegt die Lippen, als würde er spielen, und ich lache, denn so habe ich ihn schon als Kind hinter der Bühne auf und ab flitzen sehen. Er schaut mich an. »Fesi«, sage ich, »alles klar?«

»Ja … ja, natürlich …« Er geht wieder zum Fenster, hält einen Moment inne, räuspert sich und läuft erneut los. »Das sagst du so leicht …«, murmelt er. Vor einem Spiegel bleibt er stehen, kontrolliert den Sitz seiner Fliege, kämmt noch einmal seine Haare. Ich gehe zu ihm, grabe in meiner Handtasche und frische mein an und für sich perfektes Make-up auf.

»Na … wirklich cool bist du aber auch nicht«, feixt er.

»Ich bin total cool«, sage ich und grinse.

»Wann ist es so weit?«

»Der Mann von der Hochzeits-Agentur hat gesagt, in einer Dreiviertelstunde holt er uns ab.«

»Mhh …« Mein Vater streicht über seine Trompete.

Es klopft, und eine junge Frau in einem weißen Kostüm mit einer roten Rose am Revers, steht in der Tür. *»Are you ready?«*, fragt sie. Mein Vater und ich sehen uns an, holen gleichzeitig tief Luft und nicken.

Wir folgen der Frau durch lange hohe Flure, unsere Absätze klacken laut auf dem Marmorboden, und jedes Wort hallt von den Wänden wider. Meine Hände sind feucht. Ich atme still und gleichmäßig ein und aus.

»Wait here, please«, flüstert die Mitarbeiterin der Agentur, und wir bleiben vor einer Tür, eingerahmt von Säulen, stehen. Die Frau trägt einen Kopfhörer mit Mikrofon und spricht mit einem Kollegen. Dann nickt sie uns zu und öffnet die Tür einen Spalt. Obwohl sie so mächtig ist, ist es eine Hintertür, und wir sehen Gudrun, schmal und schön, in einem atemberaubenden Kleid und umrahmt von den Musikern der Big Band auf der Bühne stehen und eine Rede auf ihren Sohn und ihre Schwiegertochter halten. Einen Moment bin ich überwältigt und gerührt. Dann höre ich sie sagen: »Und hier meine Lieben, mein Geschenk an euch. Möget ihr diesen Tag nie vergessen und euch immer voller Freude und in Liebe an ihn erinnern, wenn ihr dieses Lied hört. Hier ist …« Sie tritt einen Schritt zur Seite, streckt ihren Arm aus, ihre Hand und deutet auf die Kulisse. »Für euch aus Hamburg … Peter Beil!«

Mein Vater geht auf die Bühne. Alle im Saal klatschen.

Der Dirigent hebt seinen Stock. Einen Moment ist es vollkommen still, dann setzt die Big Band ein, und der Saal füllt sich mit dem Klang von Geigen und Bratschen. Mein Vater nimmt seine Trompete, setzt sie an die Lippen, holt Luft. Und beginnt zu spielen.

Aufrecht und elegant steht er dort, vor dem Brautpaar und den Gästen, die zu ihm hinaufsehen, seine Trompete leuchtet im Schein der vielen Kerzen, und der Saal duftet noch immer nach Orangen. Ich sehe ihm zu, diesem Mann, den ich als Musiker und Mensch so schätze und liebe, und platze beinahe vor Freude und Stolz, dass wir hier sind, mit Musikern auftreten, die am Broadway spielen, und eigens für diesen Auftritt engagiert wurden, von denen einige von der renommierten Juilliard School kommen, fantastische Musiker, die nun alle das Hochzeitslied meines Vaters spielen. Ich summe leise mit, warte auf den Moment, in dem das Lied in eine koreanische Weise übergeht, sehe, wie die Braut lacht und sich eine Träne von der Wange wischt, und zähle die Takte, bis die Weise in *Hamburger Veermaster* übergeht und schließlich in *New York, New York*. Ich lasse meinen Blick durch den Saal schweifen, über die festlich gedeckten Tische, die Gäste in ihren Roben, die alle so kostbar und edel wirken, ich weiß, dass Gudrun wohlhabend ist und Geld keine Rolle spielt, doch ich bin überwältigt von dieser Opulenz, dieser Eleganz, es ist, als schaute ich auf eine Filmkulisse, und ich genieße den Glanz und lasse mich tragen von dem Klang des Orchesters, das so begeistert und kraftvoll und technisch perfekt spielt, wie ein Komponist und Musiker es sich nur wünschen kann.

Und dann verklingt der letzte Ton, und mein Vater verbeugt sich.

Die Gäste klatschen, und das Brautpaar bedankt sich. Die Braut wirft meinem Vater eine Kusshand zu.

Dann hebt der Dirigent wieder seinen Stock, und ich trete auf die Bühne. *It's just the thought of you* erklingt, und ich singe, wechsle über zu *When I fall in love*, und mein Vater begleitet mich auf der Trompete, und wir brauchen uns nicht einmal anzusehen, so eingespielt sind wir aufeinander.

Der Applaus am Ende des Medleys ist überwältigend.

Mein Vater nimmt meine Hand, wir verbeugen uns, immer wieder, und ich sehe die Braut und den Bräutigam flüstern, und er streicht über ihre Wange, und Gudrun sieht die beiden an und wischt sich ebenfalls die Augen. Dann steht sie auf und bittet uns an ihren Tisch.

Später, als wir eingehakt die mit brennenden Fackeln geschmückten Stufen der Public Library hinunter zur Limousine gehen, die uns zum Hotel zurückbringen wird, fühlen wir uns wie richtige Stars.

Wieder im Hotel bestelle ich Pizza; wir haben vor Aufregung den ganzen Abend nichts gegessen.

Im Mai 2006, wenige Monate nach dem Auftritt in New York und kurz nachdem er erfahren hat, dass er Lungenkrebs hat, und während ich noch nach Therapien und Ärzten suche und mit Krankenkassensachbearbeitern telefoniere, ruft mein Vater Gudrun an. Sie ist schockiert. Dann fasst sie sich und erzählt von einem engen Freund, der ebenfalls Lungenkrebs habe, sich immer wieder Operationen unterziehen müsse, aber seit inzwischen fünfundzwanzig Jahren mit der Krankheit lebe. Sie nennt meinem Vater Namen verschiedener Ärzte, alle renommierte Spezialisten. Und dann sagt sie: »Peter, was immer du brauchst, ich übernehme alle Kosten. Ich will, dass du die beste Behandlung bekommst, dass es dir gut geht – und dass du lebst.«

KAPITEL 3

Die ausladenden Äste der Buchen bilden ein Dach über unseren Köpfen. Die Straße windet sich sanft dahin, eine grüne Allee; durch die Blätter fällt Sonnenlicht und zeichnet ein Spiel von Licht und Schatten auf den Asphalt. Es riecht nach Sonne und Frühling, Vögel singen, und ich wippe mit den Füßen im Takt zu *For once in my life* von Harry Connick jr. »Achte auf die Bläser«, sagt mein Vater, »die Trompeten, das Tenorsaxofon …« Er hält das Steuer mit einer Hand, mit der anderen schnippt er den Takt, während die Geigen spielen und die Bläser einsetzen.

»Erinnerst du dich an das Konzert im Hamburger Schauspielhaus?«

»Ja, natürlich. Das war klasse.« Mein Vater schiebt ein Kaugummi in den Mund.

»Ich bin extra aus Mailand gekommen, um mit dir hinzugehen.«

»Du bist eben meine allerbeste Tochter. Die tollste, die ich habe.« Er zwinkert mir zu.

Ich knuffe ihn. »Gegen keine Konkurrenz zu bestehen ist kein Kunststück.« Er zieht die Schultern hoch, als wolle er sagen: sag ich doch, und grinst. Ich nehme meine Sonnenbrille ab und wische die Gläser. »Freut mich, dass dir Musik gefällt, die ich mag.«

»Doch, manchmal bringst du richtig gute Sachen mit.« Er schnippt mit den Fingern gegen das Lenkrad und summt die Melodie der Bläser. Auf einer Weide grasen Kühe, eine Schar Vögel fliegt auf. Ein Hase, der am Straßenrand sitzt, schießt davon, seine Blume leuchtet im Grün der Wiesen und erinnert mich an das Bild eines impressionistischen Malers, dessen Namen ich vergessen habe. Ab und zu liegt ein Bauernhof zwischen den Wiesen und Feldern, große Gehöfte mit mehreren Häusern und Ställen aus rotem Klinker, manche Dächer sind mit Reet gedeckt. Eine Frau in einer geblümten Schürze trägt einen Korb Wäsche in den Garten.

Irgendwann tauchen die ersten Wohnhäuser auf, und nach einer Weile sehe ich ein gelbes Ortsschild in der Sonne leuchten. Kinder fahren Rollschuh auf Bürgersteigen, und an Laternenpfählen hängen Plakate, die eine Aufführung des Niederdeutschen Theaters ankündigen. Wir folgen der Hauptstraße, erreichen einen gepflasterten Platz mit einem zweistöckigen, weiß getünchten Gebäude, über dem Eingang steht *Rathaus*, davor drei leere Fahnenmasten. »Da geht's lang.« Ich deute auf einen Wegweiser.

Der Ort ist klein, und am Ortsende beginnt ein Wald. Die Blätter glitzern, Sonnenstrahlen funkeln im Unterholz, und überall wachsen Anemonen und Farne. Fast kann ich eine Fee durch diese Idylle schweben sehen.

Mein Vater spuckt sein Kaugummi aus dem Fenster, blinkt und fährt die Auffahrt hinauf. Er parkt neben einem silbernen BMW, und als wir aussteigen, springt im Auto ein Hund auf, eine kleine, zottelige Promenadenmischung, und kläfft. »Psst …« Mein Vater schüttelt den Kopf und grinst. »Sonst bekommst du noch einen Herzkasper.« Seit der Diagnose habe ich ihn nicht mehr so gut gelaunt erlebt.

Eingehakt gehen wir über den Parkplatz. Vor uns liegt ein flaches Gebäude mit ausladendem Vordach, der Eingang ein

Halbrund aus Glas. Eine Schiebetür öffnet sich, und wir betreten das Foyer.

»Guten Tag«, sagt eine Dame am Empfang. Sie ist schlank, etwas älter als ich und hat ihr dunkles Haar zu einem lockeren Knoten gebunden. Sie trägt eine weiße Bluse und einen blauen Hosenanzug. »Was kann ich für sie tun?«

»Wir haben einen Termin bei Professor Abel«, sage ich und wühle in meiner Tasche. Mein Vater öffnet sein Portemonnaie und zieht seine Versichertenkarte heraus. »Wir sind als Privatpatienten angemeldet«, beeile ich mich zu sagen.

Die Empfangsdame lächelt und greift nach der Versichertenkarte. Mit geübten Fingern tippt sie den Namen meines Vaters in den Computer. Dann reicht sie ihm ein Klemmbrett. »Wenn Sie diese Bögen schon einmal ausfüllen würden, Herr Beil.« Zu mir gewandt fügt sie hinzu: »Wir werden die Leistungen, die die Krankenkasse übernimmt, direkt abrechnen. Alles andere stellen wir separat in Rechnung.« Sie lächelt immer noch, und etwas an ihr ist mir sehr sympathisch.

»Sie können sich dort drüben hinsetzen.« Ihre Kollegin, die ebenfalls eine weiße Bluse und einen dunkelblauen Hosenanzug trägt und ihre Haare zu einem Pferdeschwanz gebunden hat, deutet auf eine Gruppe Sessel nahe den Fenstern. Von irgendwo meine ich, Wasserplätschern zu hören. »Möchten Sie vielleicht etwas trinken?«

»Gern«, sage ich. »Ein Mineralwasser.«

»Es ist ziemlich warm draußen«, fügt mein Vater hinzu.

»Ich hoffe, Sie hatten eine angenehme Fahrt?«

»Selbstverständlich«, antwortet mein Vater.

Ich lasse mich in einen der Sessel fallen. Kurz darauf bringt die Empfangsdame zwei Gläser und eine Flasche Mineralwasser. Die Kohlensäure prickelt, und als ich einen Schluck trinke, spüre ich kleine kühle Spritzer in meinem Gesicht. Mein Vater bedankt sich überschwänglich, und als die Dame zum Empfang zurückkehrt, raunt er. »Das ist ja wie im Hotel hier.«

Ich sehe mich um. Unter der hohen Decke laufen die hölzernen Balken der Dachkonstruktion zusammen. Durch die Fenster, die vom Boden bis zur Decke reichen, fällt weiches Licht. An den Wänden hängen Drucke, eine weiße Tulpe, eine rosafarbene Mohnblüte, eine tiefblaue Iris, zwischen den Sesseln stehen Palmen mit ausladenden, tiefgrünen Wedeln. Und irgendwo, ich bin mir sicher, plätschert ein Springbrunnen. »Ja, es ist angenehm. Ganz anders als in anderen Krankenhäusern, diesen Fabriken – Patient rein, Patient raus, jeder nur eine Nummer.«

Mein Vater grinst und zieht einen Stift aus der Innentasche seines Jacketts. Oben auf dem Anamnesebogen trägt er seinen Namen ein. Dann reicht er mir das Klemmbrett. »Du kannst das besser …«

Ich nehme die Mappe mit den Unterlagen aus meiner Tasche und fange an, die Bögen auszufüllen, mache Angaben zu Alter, Gewicht, Vorgeschichte. Bei *Wer ist Ihr behandelnder Hausarzt?* trage ich Doktor Gärtner ein; er und Professor Talmann haben uns diese Klinik empfohlen.

Mein Vater blättert in einer Broschüre, die auf dem Tisch lag. »Guck mal, was die alles machen.« Ich schaue hoch und lese: *Hyperthermie-Verfahren, Physikalische Therapien, Zellregulations-Therapie mit Mikrostrom, Mistel-, Thymus- und Milzpepid-Therapie, Sauerstoff-Mehrschritt-Therapie nach Prof. von Ardenne, Ozon-Therapie und Colozon-Therapie für den Darm, Blutegel-Behandlung…* Ich schüttle mich. *Traditionelle Chinesische Medizin, Akupunktur, Fieber-Therapie, Biologische Immunstimulation …*

»Ich glaube, das sind richtige Experten«, sagt mein Vater und runzelt die Stirn. »BCG und Immucothelinstillation… was mag das sein?«

»Das lassen wir uns alles erklären.« Ich blättere durch die Anamnesebögen und kontrolliere, ob ich alle Fragen beantwortet habe. »Wir hören uns einfach an, was der Professor zu sagen hat …« Ich beiße mir auf die Lippe. Denselben Satz habe ich schon einmal gesagt, und ein Schauer läuft mir über den Rücken, als ich an den kahlen Flur vor Professor Köhlers Behandlungszimmer denke, mein Vater bleich und in sich gekehrt, ich schwitzend und mit eiskalten Händen neben ihm, beide hilflos und voller Angst.

»Herr Beil?« Die Stimme der Empfangsdame holt mich zurück. »Professor Abel erwartet sie. Wenn Sie mir bitte folgen wollen?«

Mein Vater steht auf, lässt mir den Vortritt, und im Gänsemarsch laufen wir durchs Foyer. Eine Schiebetür öffnet sich, und wir treten in einen breiten Flur. Links sehe ich ein Café, es scheint direkt an den Wald zu grenzen. Neben einer weiteren Tür hängt ein Schild: *Sauerstoff-Garten*; ich denke an Sauerstoff-Bars, die ich aus den USA und Japan kenne, in denen Gäste angereicherten Sauerstoff einatmen, um ihr Immunsystem, ihre Leistungsfähigkeit und Konzentration zu stärken. Und dann entdecke ich ein viereckiges, in seiner Schlichtheit japanisch anmutendes Bassin, in dessen Mitte ein Springbrunnen plätschert. Ich bin hingerissen.

An hohen Fenstern und weißen Türen vorbei laufen wir den Flur entlang, Teppichboden dämpft das Geräusch unserer Schritte. »Bitte …«, sagt unsere Begleiterin schließlich, bleibt stehen und öffnet eine Tür. Das Zimmer des Professors ist lichtdurchflutet, auch hier reichen die Fenster vom Boden bis zur Decke. Unmittelbar davor wachsen Buchen und Eichen

– mächtige alte Stämme mit knorrigen Ästen, umgeben von Farn und wild wuchernden Büschen, mir ist, als ginge der Raum direkt in den Wald über, als würden beide miteinander verschmelzen. Ich spüre eine ungeheure Energie.

»Bitte nehmen Sie Platz. Professor Abel wird jeden Moment hier sein.«

Zögerlich setzen wir uns. Keiner von uns beiden sagt etwas. Ich bin sicher, auch er spürt diese Energie.

Wir warten nur ein paar Minuten.

»Guten Tag.« Die Tür schwingt auf, und ein Mann tritt ein. Er trägt einen weißen Kittel, kurze schwarze Haare und schüttelt erst mir, dann meinem Vater die Hand. »Ich bin der ärztliche Direktor und Chefarzt dieser Klinik.« Professor Abel wirkt jünger und weniger förmlich als auf dem Bild, das ich im Internet gesehen habe.

Er setzt sich in einen Sessel, legt die Hände in den Schoß. Im nächsten Moment steht er wieder auf. »Darf ich Ihnen etwas zu trinken anbieten?«

»Danke«, sage ich. Mein Vater schüttelt den Kopf.

Professor Abel öffnet eine blaue Flasche, schenkt sich Wasser ein, setzt sich wieder. Er schaut meinen Vater, dann mich, dann wieder meinen Vater an. »Erzählen Sie doch bitte …«, sagt er und lehnt sich zurück.

Mein Vater räuspert sich. Ich beuge mich vor, schiebe die Mappe mit den Befunden über den Tisch und schildere, was in den vier Wochen seit der Diagnose geschehen ist. Der Professor hört zu. Als ich ende, herrscht einen Moment Stille, nur die Vögel im Wald zwitschern. »Nun …«, sage ich und streiche eine Haarsträhne hinters Ohr, »möchten wir Sie um Ihren Rat bitten.«

Professor Abel blättert durch die Unterlagen. Ich folge jeder seiner Bewegungen, beobachte sein Gesicht, während er liest. Durchs offene Fenster höre ich entfernte Stimmen und das Gebell eines Hundes. Schließlich klappt er die Mappe wieder zu, legt sie auf den Tisch und zieht einen silbernen Drehbleistift aus der Brusttasche seines Kittels. »Bei einer Krebsdiagnose«, sagt er und sieht meinen Vater an, »gibt es nie nur eine Wahrheit.«

Mein Vater räuspert sich, hustet.

»Es gibt immer Alternativen.« Nun schaut Professor Abel mich an.

»Ja, das denke ich auch.«

»Hier in unserer Klinik verknüpfen wir konventionelle Behandlungsmethoden und Naturheilverfahren. Unsere oberste Maxime ist, stets so zu behandeln, dass für unsere Patienten die größtmögliche Lebensqualität erhalten bleibt.«

Mein Herz hüpft. Ich nicke meinem Vater zu, der aufrecht auf seinem Sofa sitzt, und lehne mich ein Stück zurück.

»Das Wichtigste ist, Ihr Immunsystem stabil zu halten.« Professor Abel mustert meinem Vater, mit klarem Blick, und streicht dabei, ohne es zu merken, mit dem Daumen über seinen Stift. »Es ist sehr wichtig, dass Sie viel und gut essen, damit Sie Kraft haben, damit Ihr Körper nicht zu schwach ist im Kampf gegen den Krebs.«

Mein Vater schaut auf den Stift, nickt und wiederholt halblaut die Worte des Professors: »… im Kampf gegen den Krebs.«

»Ich werde Sie gründlich untersuchen. Und wir werden gemeinsam überlegen, welche Therapie für Sie die beste ist, denn ohne Ihre aktive Mitarbeit und Ihren Willen, gesund zu werden, komme ich als Arzt nicht weit. Hier im Haus verstehen wir uns als Team, und das schließt nicht nur Ärzte, Schwestern und Pfleger, sondern auch unsere Patienten ein.«

Mein Vater nickt wieder, und ich staune, dass ein Arzt, der täglich todkranke Patienten behandelt, so zuversichtlich wirkt, so optimistisch. So anders, als Professor Köhler mit seinem trüben Gesichtsausdruck und dem Darf-ich-Ihnen-mein-Beileid-aussprechen-Tonfall.

»Über Hyperthermie wissen Sie schon einiges«, sagt Professor Abel und nimmt seinen Stift, als wolle er etwas aufschreiben. »Wir führen hier verschiedene Verfahren durch. In Ihrem Fall würde ich zunächst zu einer regionalen Hyperthermie raten. Bei einer Ganzkörper-Hyperthermie wird der gesamte Körper künstlich erhitzt, was in der Regel ohne Nebenwirkungen verläuft, aber den Organismus und das gesamte Befinden stärker belastet als die gezielte Behandlung einzelner Organe.«

Mein Vater beugt sich vor, sieht mich an.

Ich nicke.

»Praktisch sieht das so aus, dass Sie auf einem speziellen Bett liegen, wir ein Gerät, einen so genannten Applikator, über Ihrer Lunge einrichten und das Gewebe dort, wo der Tumor sitzt, auf etwa vierzig bis maximal dreiundvierzig Grad erhitzen.«

Ich höre, wie mein Vater Luft zwischen den Zähnen einsaugt.

»Das mag sich unangenehm anhören, ist es aber nicht. Sie werden schwitzen und danach vielleicht duschen wollen.«

»Nun, wenn es weiter nichts ist …« Mein Vater räuspert sich und lacht.

»Die Behandlung kann sogar ambulant durchgeführt werden.«

Mein Vater nickt. Er sitzt aufrecht auf seinem Sofa und hört aufmerksam zu.

»Wir haben im Lauf der Jahre beste Erfahrungen mit den verschiedenen Hyperthermie-Verfahren gemacht«, sagt Professor Abel. »Unsere Patienten kommen inzwischen sogar aus dem Ausland.« Er steckt den Drehbleistift wieder in die Brusttasche seines Kittels.

»Wann könnten wir mit der Therapie beginnen?«, frage ich.

»Bald«, sagt Professor Abel. »Darüber hinaus sollten wir über eine Sauerstoff-Therapie und verschiedene andere Anwendungen und Heilmittel nachdenken, um Ihr Abwehrsystem zu stärken. Außerdem werde ich Ihnen Medikamente verschreiben, die Ihnen helfen, Ihr Gewicht zu halten.«

Mein Vater sagt: »Ja, gern.«

Ich lehne mich zurück, höre den Ausführungen des Professors zu und sehe hinaus in die wild wuchernden Büsche, die mächtigen Eichen. Ab und zu schaue ich meinen Vater an; manchmal treffen sich unsere Blicke. In seinen Augen liegt ein Lächeln, ein Schimmer Hoffnung.

Und ich weiß, dass wir in guten Händen sind.

Im Sauerstoff-Garten liegen zwei Frauen. Die jüngere schätze ich auf Anfang vierzig, sie sieht gesund aus, und ich frage mich unwillkürlich, ob sie eine Patientin ist. Die ältere Frau ist deutlich über sechzig, ihr Gesicht schmal und faltig, ihr Haar schwarz gefärbt. Sie hat wache Augen, eine markante Nase und einen großen, rot geschminkten Mund. Sie erinnert mich an reiche jüdische Frauen, die ich in den USA kennengelernt habe. Die beiden unterhalten sich, als wir eintreten, und verstummen, als mein Vater höflich grüßt. Meinen Gruß scheinen sie nicht zu bemerken; ich sehe die Blicke, mit denen sie meinen Vater mustern, und lächle.

Vor den Fenstern bauschen sich Gardinen, die die Sonne abhalten und den Raum in sanftes Licht tauchen. In großzügigen Abständen stehen mehrere Lederliegen. Mein Vater zögert, dann setzt er sich auf eine. Ich ziehe eine zweite dicht daneben und strecke mich aus. Mein Vater grinst, dann macht er es mir nach.

»Sie sind zum ersten Mal hier?«, fragt die ältere Frau. Sie spricht Deutsch mit einem harten Akzent.

»Ja«, sagt mein Vater und räuspert sich.

»Meine Schwester hielt mich schon für tot, und die Ärzte zu Hause in New York haben genauso geredet. Aber hier …« Sie zupft an ihren Haaren. Sie verrutschen. »In dieser Klinik haben sie mich wieder hingekriegt.« Ungeniert schiebt die Frau ihre Perücke zurecht. »Wie sehe ich aus?«, fragt sie die Jüngere, die offensichtlich ihre Schwester ist.

»In Ordnung.«

»Und was haben Sie, wenn ich fragen darf?«

Mein Vater zuckt. »Lungenkarzinom«, murmelt er.

»Hier kommen die klapprigsten Gestalten an, bei manchen denkt man, man sieht den Tod auf Beinen.«

»Hilda«, sagt die Schwester. »Jetzt reiß dich zusammen.«

»Was denn? Ich sage nur, wie es ist. Das Leben ist zu kurz für Papperlapapp und falsche Komplimente.«

Ich beiße mir auf die Lippe, um nicht zu lachen; ich mag diese schnörkellose Art.

»Sie meine ich natürlich nicht«, sagt Hilda zu meinem Vater, der nicht genau weiß, ob er lachen soll. »So einen gut aussehenden Mann wie Sie sieht man hier selten.«

»Na ja …«, sagt mein Vater, doch ich sehe, dass er sich freut.

»Sie leben also in New York?« Ich schiebe mir ein Kissen unter den Kopf. »Wie kommt es, dass Sie so gut Deutsch sprechen?«

»Ach Kindchen, das ist eine lange Geschichte. Meine Familie stammt ursprünglich aus Russland, aber meine Großeltern sind im 18. Jahrhundert nach Deutschland gekommen.

Mein Vater hat eine Banklehre gemacht, dann lernte er meine Mutter kennen, es war Liebe auf den ersten Blick. Ich wurde in Berlin geboren. Aber dann kam dieser Irre an die Macht. Meine Mutter wollte nicht fort, sie hing an ihrer Familie, doch mein Vater begriff, dass Hitler für uns Juden sehr gefährlich werden würde. Meine Eltern flohen dann über England und Palästina in die USA. Mein Vater fühlte sich in Amerika von Anfang an wohl, und er wurde ein erfolgreicher Bankier. Aber meine Mutter litt bis zu ihrem Tod darunter, dass sie ihre gesamte Familie verloren hatte.«

Ich weiß nicht, was ich sagen soll. Doch Hilda scheint auch keine Antwort zu erwarten. Sie zupft an ihrer Perücke und dreht an den schweren Goldringen, die ihre altersfleckigen Hände schmücken. »Schwester, Schwester …!«, ruft sie so unvermittelt, dass ich zusammenfahre. Eine Krankenschwester kommt herein, eine kleine Frau in weißen Hosen und einem kurzen weißen Kittel. »Schwester, meine Füße! Heute ist es wieder ganz fürchterlich, ich kann kaum gehen! Sie müssen unbedingt etwas tun …«

»Gleich, Hilda, ich hole Ihnen gleich ein Kissen. Jetzt werde ich erst einmal unseren neuen Patienten versorgen.« Die Schwester reicht meinem Vater die Hand. »Ich bin Schwester Carla.«

»Angenehm«, sagt mein Vater und steht auf. »Peter Beil.«

»Bleiben Sie ruhig liegen.« Schwester Carla zieht einen Ständer heran und befestigt zwei Beutel. Sie muss sich strecken, und wieder steht mein Vater auf. Er will ihr helfen, doch sie schüttelt den Kopf und lacht. »Bleiben Sie ruhig liegen.«

Mit einer Hand zieht sie ein steriles Päckchen aus der Tasche ihres Kittels. »Darf ich?«

Mein Vater schließt die Augen, und Schwester Carla setzt ihm eine Plastikmaske auf. »Sitzt sie gut?«

Mein Vater schiebt das Gummiband hinter die Ohren und rückt die Maske zurecht. Erst jetzt bemerke ich, dass die beiden Frauen keine Masken tragen.

»Sie sollte bequem über Mund und Nase sitzen, nicht drücken, aber gut abschließen.«

»So?«, fragt mein Vater, und seine Worte klingen gedämpft.

»Ja, so ist es gut.« Schwester Carla nimmt den Schlauch, der an der Maske hängt, befestigt sein anderes Ende an einer Sauerstoffflasche und dreht an einem Rad. Ihr dunkles Haar fällt über ihre Schultern, sie streicht es zurück. Ein leises Blubbern ertönt. Im Internet habe ich gelesen, dass eine Ozon-Sauerstoff-Therapie das Immunsystem stärkt und Keime, Pilze und Viren tötet. Von Ärzten und Heilpraktikern wird sie nicht mehr nur zur Behandlung von Hautkrankheiten, Durchblutungsstörungen, Asthma oder Allergien eingesetzt, sondern zunehmend in der alternativen Krebstherapie. Der angereicherte Sauerstoff soll die Zahl der Abwehrzellen im Blut erhöhen, Schmerzen lindern, die Nebenwirkungen einer Strahlen- oder Chemotherapie mildern und das Wachstum von Tumoren und Metastasen bremsen.

»Fühlen Sie sich wohl?« Schwester Carla legt eine Manschette um den Arm meines Vaters, um seinen Blutdruck zu messen.

Er nickt und gibt ein dumpfes Geräusch von sich.

»Wenn irgendetwas ist, rufen Sie mich.«

Mein Vater nickt.

»Und Ihnen bringe ich jetzt ein Kissen für Ihre Füße.«

Hilda schaut der Schwester mit leicht beleidigter Miene nach. Sie trägt jetzt ebenfalls eine Maske. Ihre Schwester hat die Augen geschlossen und atmet ruhig und gleichmäßig, als würde sie schlafen.

»Alles klar, Fesi?«, frage ich.

Mein Vater nickt. Mit der Sauerstoffmaske im Gesicht sieht er aus wie ein Junge, der Katastrophe-und-Notfall spielt. Ich versuche nicht zu lachen, doch er ahnt, was ich denke, und seine Augen werden zu schmalen Schlitzen. Er zuckt mit den Schultern, wie immer, wenn er einen Witz erzählt und sich freut, dass andere sich amüsieren.

Ich greife nach seiner Hand und drücke sie fest.

Später sitzen wir im Café, knabbern Bio-Apfelchips und trinken Anti-Stress-Tee. Die Wände sind in einem warmen Orange-Ton gestrichen, im Hintergrund läuft klassische Musik, die sich mit dem Geräusch des Springbrunnens mischt. Etwa die Hälfte der Tische ist besetzt. Auf allen stehen Vasen mit orangefarbenen Blumen. »Schau Fesi, sogar Blumen in deiner Lieblingsfarbe.«

»Tatsächlich.« Mein Vater nippt an seinem Tee und räuspert sich.

Ich stecke einen Apfelchip in den Mund. »Die schmecken lecker.«

Er probiert einen. »Mhh … nicht schlecht.«

»Die sind sehr gesund.«

»So, so …«

Die Menschen um uns herum unterhalten sich. Nicht alle sehen krank aus; während mein Vater untersucht wurde, habe ich entdeckt, dass die Klinik über einen Wellness-Bereich verfügt. Wahrscheinlich haben einige Ayurveda-Massagen und Shiatsu-Behandlungen bekommen, sich während einer Thalasso-Therapie erholt, sodass sie jetzt wie Gäste eines Kur-Hotels wirken. Doch abseits, nahe einer Säule, sitzt ein Mann, dessen Anblick mich erschreckt. Ich versuche, nicht hinzuschauen, und tue es doch immer wieder. Er ist mager, sein Kopf beinahe kahl, seine Augen liegen in tiefen Höhlen. Er sitzt auf einem Stuhl, leicht vorgebeugt, mit hängenden Schultern; ich bin sicher, wenn ein Windhauch durch den Raum ginge, hätte er keine Kraft, sich zu halten. Ein hübsches, dunkelhaariges Mädchen streichelt seinen Arm. Beide schweigen. Wahrscheinlich würde die Anstrengung eines Gesprächs den Mann umbringen. Ich bin froh, dass mein Vater mit dem Rücken zu ihm sitzt.

»Komm, Fesi, nimm noch ein paar Apfelchips.«

Mein Vater gehorcht. Er reibt über die Stelle an seinem Arm, wo man ihm Blut abgenommen hat.

»Tut es weh?«

»Ach was. Ein kleiner Pieks … – das kann doch einen Seemann nicht erschüttern.«

Ich summe die Melodie von *La Paloma*, und mein Vater lacht. »Ich bin froh, dass wir hier sind«, sage ich. »Du wirst sehen, alles wird gut. Bald fühlst du dich besser, und bei der nächsten Blutuntersuchung werden die Tumormarker gefallen sein.«

»Ja.« Mein Vater schlägt sich mit der rechten Faust in die offene linke Hand. »Den kriegen wir klein, diesen Tumor.«

»Den kriegen wir klein.« Auch ich schlage mit der Faust in meine Hand und mache ein Siegergesicht, obwohl ich, ganz tief drinnen, auch Angst habe.

»Wie spät ist es?«, fragt mein Vater.

Ich sehe auf meine Uhr. »Wir sollten gehen.« Ich trinke meinen Tee aus, schiebe die letzten Apfelchips in den Mund und lege Geld auf den Tisch. Dann hake ich mich bei meinem Vater unter, und wir gehen zum Empfang.

Eine Schwester erwartet uns. »Ich bin Schwester Martha.« Ihr Händedruck ist kräftig. »Dann kommen Sie mal gleich mit. Ich habe schon alles vorbereitet.« Der Ton duldet keinen Widerspruch.

Mein Vater und ich zwinkern uns zu und gehorchen.

Wieder laufen wir den breiten Flur entlang, und diesmal fallen mir die Drucke auf, die auch hier an den Wänden hängen, rosafarbene Malven, zartgelbe Orchideen, eine weiße Calla. Sie haben etwas Zartes, fast Durchscheinendes, und dennoch wirken sie wie ein Urbild von Kraft und Leben.

»Hier hinein …« Schwester Martha öffnet eine Tür, und wir betreten einen Raum, in dem ein Bett neben einem mannshohen Schrank voll elektronischer Geräte steht. »Das ist einer unserer Hyperthermie-Therapieräume. Professor Abel wird gleich hier sein.«

Mein Vater schaut sich um, und plötzlich wirkt er eingeschüchtert.

»Machen Sie schon mal den Oberkörper frei.« Schwester Martha rollt einen Computer ans Kopfende des Bettes. »Uhren, Schmuck und Gürtel bitte auch ablegen.« Sie deutet auf einen Stuhl, der am Fußende des Bettes steht.

Mein Vater zieht sein Sakko aus und hängt es über die Stuhllehne. Er lockert seine Krawatte, knöpft das Hemd auf, leert die Hosentaschen, zieht beide Schuhe aus. Ich gehe zum Fenster. Auch hier sieht man in diesen Wald, der wirkt, als sei er seit Jahrhunderten sich selbst überlassen und von keiner Menschenhand berührt worden.

»Nun legen Sie sich mal auf den Bauch.« Schwester Marthas Stimme erinnert mich an meine Hockey-Trainerin, die mich als Jugendliche übers Feld trieb. Ich schließe die Augen. Ich versuche, das Bild des magischen Waldes in mir zu bewahren. Dann wende ich mich um und sehe, wie mein Vater in das riesige Bett klettert.

»Ups …«, sagt er und schaukelt.

»Es ist ein Wasserbett. Es kühlt die Haut und verhindert Überhitzungen während der Behandlung. Außerdem leitet es die elektromagnetischen Wellen.«

»Aha …« Mein Vater legt sich auf den Bauch, und ich summe *Das kann doch einen Seemann nicht erschüttern*. Er grinst und dreht den Kopf zur Seite. »Was machen Sie denn jetzt mit mir?«, fragt er, während Schwester Martha Daten aus seiner Krankenakte in den Computer tippt. In diesem Moment kommt Professor Abel herein.

»Ich werde den Applikator, in dem die Antennen sitzen, die die elektromagnetischen Wellen abstrahlen, über Ihrer Lunge einrichten«, antwortet er anstelle von Schwester Martha, die die Eingabetaste drückt, sodass auf dem Bildschirm Zahlenreihen erscheinen. Er geht um das Bett herum und bewegt einen Schwenkarm, den ich bislang nicht gesehen habe. An seinem Ende befindet sich eine Art Teller, den er über dem rechten Lungenflügel meines Vaters justiert. »Dieser Applikator wird mittels elektromagnetischer Wellen den Tumor erwärmen. Wir werden die Temperatur langsam steigern – keine Angst, das tut überhaupt nicht weh. Das ganze System ist computergesteuert und äußerst präzise, es wird weder zu Rötungen noch zu Verbrennungen kommen. Außerdem kontrollieren wir die ganze Zeit Ihre Pulsfrequenz, Ihren Herzrhythmus und Blutdruck.« Professor Abel überprüft verschiedene Displays. Ein Gerät piept durchdringend, ich zucke zusammen. »Und ich bin bei Ihnen.«

»Ach, Professor«, sagt mein Vater und hustet, »das ist gut.« Es zerreißt mir das Herz; wieder höre ich das ängstliche Kind, das ich so gern beschützen möchte.

»Ich bin auch bei dir, Fesi«, sage ich und streichle seine Hand. Schwester Martha schaut meinen Vater mit einem Blick an, der nicht zu ihrem burschikosen Ton passt, und schiebt einen Stuhl neben das Bett. Sie nickt mir zu. Ich setze mich.

»Ist es so angenehm?«, fragt Professor Abel.

»Ich spüre etwas Weiches auf meinem Rücken.«

»Das ist das Wasserkissen an der Unterseite des Applikators.«

»Ich hole Ihnen etwas zu trinken«, sagt Schwester Martha. Einige der elektronischen Geräte blinken.

»Los geht's«, sagt Professor Abel. »Sie werden sehen, es ist nicht so schlimm, wie man anfangs denkt.«

Mein Vater schließt die Augen. Ich drücke seine Hand.

Auf dem Bildschirm sehe ich eine Uhr und eine Skala, die die Temperatur anzeigt. Langsam steigt sie auf achtunddreißig Grad.

»Es wird etwa eine halbe Stunde dauern, bis das Gerät die gewünschte Temperatur von vierzig Grad erreicht hat«, sagt Professor Abel. Schwester Magda kehrt mit einem Glas Wasser zurück. Sie steckt einen Strohhalm hinein. »Damit Ihr Vater sich nicht bewegen muss, wenn er trinkt.«

»Danke.«

Sie nickt und geht wieder.

»Fesi, jetzt ist das Gerät schon bei achtunddreißigeinhalb Grad«, sage ich nach einer Weile. »Wie fühlt sich dein Rücken an?«

»Warm. Es ist gar nicht so unangenehm.«

»Ich stelle mir vor, wie der Tumor und die Metastasen langsam merken, dass es gefährlich wird. Wie die Wärme immer weiter ins Innere der Lunge vordringt und die Zellen erhitzt. Wie sie anfangen zu köcheln und nacheinander absterben, dahingerafft und vernichtet.«

»Klingt wie ein Gruselstück, aber gut.«

»Das stellen Sie sich ganz richtig vor«, sagt Professor Abel. »Es ist manchmal gar nicht einfach, Patienten zu erklären, wie unsichtbare Dinge wie Radiowellen unsichtbare Dinge wie Zellen beeinflussen.«

»Meine Tochter ist ein kluges Mädchen«, sagt mein Vater. »Und sie hatte schon immer Fantasie.«

Ich nehme das Wasserglas und führe den Strohhalm an seine Lippen.

»Willst du dir nicht etwas zu trinken holen?«, fragt mein Vater. »Geh doch einen Kaffee trinken.«

»Ich hab keinen Durst, Fesi.«

»Oder ein Eis essen. Du kannst doch nicht die ganze Zeit hier herumsitzen.«

»Vielleicht gehe ich später, aber jetzt möchte ich lieber bei dir bleiben.«

»Mir geht's gut.«

»Wirklich? Ist es nicht unangenehm?« Die Temperaturanzeige steht bei neununddreißigeinhalb Grad.

»Glaub mir, es ist halb so schlimm. Genau, wie der Professor gesagt hat.«

Ein Apparat piept, und Professor Abel tippt etwas in die Tastatur. »Die Anlage hat die gewünschte Temperatur erreicht.« Er legte ein Kabel mit einem Knopf neben die Hand meines Vaters. »Ich werde Sie jetzt allein lassen. Mit dieser Notglocke können Sie mich jederzeit rufen.«

»In Ordnung, Professor«, sagt mein Vater, und ich weiß nicht, ob er wirklich keine Beschwerden und keine Angst hat oder sich bemüht, tapfer zu sein.

»Schwester Martha wird regelmäßig nach Ihnen sehen.«

»In Ordnung, Professor.«

Professor Abel streicht über das Laken, unter dem mein Vater liegt, und lächelt mir zu. In seiner Brusttasche steckt der silberne Drehbleistift. Ich erwidere das Lächeln. Ich vertraue ihm.

Nach eineinhalb Stunden schaltet Schwester Martha die Geräte aus. Sie löst den Applikator und schwenkt ihn zur Seite. Mein Vater streckt sich. Er setzt sich auf. Er schwitzt. »Puh …«

»Alles klar?« Ich schaue ihn an wie einen Helden.

»Alles bestens. Nur ein bisschen verschwitzt.«

Ich betrachte seinen Rücken; ich sehe keine Rötung, keine Spuren, nichts.

»Jetzt haben wir uns etwas Schönes verdient.« Mein Vater steht auf und trocknet sich mit einem Handtuch ab. Er nimmt sein Hemd von der Stuhllehne. »Ich gehe duschen.« Er geht zur Tür, dann bleibt er stehen, dreht sich um, macht einen Schritt auf mich zu und küsst mich auf die Wange. »Und dann, meine Schöne, gehen wir beide aus.«

Das Meer ist spiegelglatt, eine schillernde Fläche, die sich bis zum Horizont erstreckt. Links in der Ferne eine Landzunge, ein schmaler Strandstreifen, an den ein Saum aus Bäumen grenzt, rechts erhebt sich ein Deich, auf dem Schafe weiden. Es riecht nach Salz und Schlick.

Mein Vater bleibt stehen. Vor uns sinkt die Sonne an einem in Gold gebadeten Himmel. »Ist das nicht wunderschön?« Seine Ergriffenheit rührt mich.

»Ja«, sage ich, »wunderschön.« Eine Windböe fährt mir durchs Haar. Kurz durchfährt mich ein Gedanke, den ich sofort beiseiteschiebe; nein, wir werden noch oft ans Meer fahren, wir werden noch viele Sonnenuntergänge sehen.

Mein Vater greift nach meinem Arm, und wir schlendern weiter. Der Weg windet sich am Strand entlang hinunter in den Ort. Wir laufen auf einen kleinen Jachthafen zu, in dem Segelboote liegen, festgemacht an hohen Pfählen, die aus dem Wasser ragen. Vorne an der Mole stehen drei schmale Holzhäuser, dunkelrot gestrichen, ihre Türen und Fensterläden leuchten weiß. Das Geräusch von Tauen, die gegen Masten schlagen, und Wellen, die gegen Planken schwappen, füllt die Luft. Ein Kutter läuft ein, an Deck sitzen Ausflügler, sie tragen Hüte, Freizeitwesten und Sonnenbrillen, und ein paar Männer stehen an der Reling und schauen zu, wie der Kapitän auf den Anleger zusteuert. Eine Frau schirmt mit beiden Händen ihre Augen ab und schaut der Sonne zu, die langsam ins Meer sinkt. Mein Vater pfeift leise *Eine Seefahrt, die ist lustig*. Ich drücke seinen Arm und stimme beim Refrain ein.

»Ich habe Hunger«, sagt er.

»Ich auch, lass uns ein Restaurant suchen und Fisch essen.«

Wir laufen die Strandpromenade entlang, bis wir nahe einer Eisbude ein einfaches Lokal entdecken, aus dem ein unwiderstehlicher Duft dringt. Drinnen stehen Tische und Bänke. Auf den Tischen liegen Papiertischdecken, und als die Wirtin unsere Bestellung aufnimmt, notiert sie sie auf der Tischdecke. Dann ruft sie Richtung Küche »Zweimal Maischolle!« und verschwindet hinter der Theke. »Gefällt mir«, sagt mein Vater.

Wir sitzen am Fenster und sehen in der Ferne einen Leuchtturm, den die Flut umspült. »Bei Ebbe steht er auf ’ner Sandbank«, sagt die Frau, als sie unsere Getränke bringt. Sie wirft zwei Bierdeckel auf den Tisch und stellt meinem Vater ein Wasser und mir ein Glas Wein hin.

»Ist er bewohnt?«, fragt mein Vater.

»Nee, schon lange nicht mehr. 1968 ist der letzte Leuchtturmwärter in den Ruhestand gegangen. Damals haben sie ein Seekabel gelegt, seitdem geht alles automatisch. Aber Sie können mit dem Kutter hinfahren. Ist ein schöner Ausflug, machen die Touristen gern.«

»Werden wir uns merken«, sagt mein Vater, räuspert sich, prostet erst der Wirtin, dann mir zu, leert sein Glas in einem Zug, wischt sich über die Lippen und lacht. Ich schaue ihm zu. Und muss schlucken.

»Fesi …«, sage ich.

Er greift nach meiner Hand. Er schenkt sich nach. »Auf dich!«

Ich trinke, bevor die Rührung in meiner Stimme zu hören ist. Mein Vater ist wie verwandelt. Er ist charmant und gut gelaunt, munter und quirlig, wie vor dem Tag, an dem die Diagnose ihn aus der Bahn warf.

»Zweimal Maisscholle ...« Die Wirtin stellt zwei Teller, groß wie Steuerräder, auf den Tisch.

Mein Vater wickelt sein Besteck aus der Serviette und beginnt, den Fisch zu zerlegen. »Dann lassen wir es uns mal schmecken!«

Ich schaue ihm zu. Sein Gesicht ist gebräunt, sein Haar von grauen Strähnen durchzogen, sein Körper trainiert und muskulös. Ich kann nicht glauben, dass in diesem Körper ein lebensgefährliches Gewächs wuchern soll. Die Vorstellung ist grotesk.

»Nun ...?« Mein Vater schaut mich an.

Ich fange an, meinen Fisch zu zerlegen.

Er hat sich entschieden, zu tun, als wäre nichts geschehen. Zum ersten Mal merkte ich es nach unserem Besuch bei Doktor Gärtner. Zu Hause erzählte er seiner Frau, der Arzt sei sehr zufrieden gewesen, sein Blutbild sei normal, sein Zustand gut, seine Kondition hervorragend. Anfangs dachte ich, er spräche von einem anderen Arztbesuch. Dann wollte ich widersprechen. Und dann begriff ich, dass er glaubte, was er sagte. Er hatte beschlossen, bestimmte Dinge auszublenden. Er hatte nie wissen wollen, was ich im Internet herausgefunden hatte, er hörte nicht zu, wenn seine Frau erzählte, was sie von Freunden erfahren oder in Büchern gelesen hatte. Er ließ die Realität nicht an sich heran. Ihm ging es gut. Er räusperte sich, hustete manchmal, doch er spuckte kein Blut mehr. Er konnte immer noch Tennis spielen, er jagte über den Platz, machte seinem Ruf als Hamburgs Konditionswunder alle Ehre, schlug Bälle, die andere nie versucht hätten zurückzuschlagen. Er fuhr zum Fußball, ging aus. Er lebte weiter, als sei er gesund.

Es war seine Art, mit der Krankheit umzugehen.

»Sehr gut, die Scholle. Fest und doch ganz zart.« Mein Vater winkt der Wirtin und bestellt noch ein Mineralwasser.

Ich steche meine Gabel in eine Kartoffel, zerteile sie und träufele Zitrone über den Fisch. Draußen auf der Strandpromenade rennen zwei Kinder einer Möwe hinterher. Mit trägen Bewegungen erhebt sie sich in die Luft, stößt einen Schrei aus und fliegt davon. Die Kinder kreischen, der Junge winkt, das Mädchen ruft etwas. Dann drehen sie sich um und rennen weiter in Richtung Eisbude.

Nach dem Besuch bei Doktor Gärtner, als meine Tage wieder ruhiger wurden, weil ich nun wusste, welchen Weg wir gehen würden, und weil wir handeln konnten, statt abzuwarten, während die Zeit davonlief, hatte ich versucht, mir vorzustellen, wie meinem Vater zumute war. Er sprach nie darüber, wie er sich fühlte. Konflikten war er immer aus dem Weg gegangen, unfähig sich auseinanderzusetzen und über Probleme zu reden. Er schwieg und machte alles mit sich allein aus. So war es Tradition in der Familie Beil. Auch ich war daran so gewöhnt, dass ich mich nicht traute, meinem Vater Fragen zu stellen, nicht einmal jetzt; ich hätte nicht gewusst, wie. Stattdessen lachte ich über seine Witze und erzählte selbst lustige Geschichten. Das half mir auch, Normalität aufrechtzuerhalten. Gleichzeitig war mir hundeelend.

Ich schiebe das letzte Stück Scholle auf meine Gabel. Mein Vater schenkt Wasser nach. »Schau, jetzt ist die Sonne untergegangen. Da hinten kann man schon den Mond sehen.« Er deutet auf eine blasse Sichel.

»Ja, es dämmert auch.« Ich lege das Besteck auf den Teller und trinke den Rest Wein.

»Das war sehr gut.« Mein Vater wischt mit der Serviette über seine Lippen, knüllt sie zusammen. »Noch einen Kaffee?«

Ich schüttele den Kopf.

»Vielleicht ein Eis? Lass uns nachsehen, ob die Eisbude noch offen hat.« Er winkt der Wirtin und bestellt die Rechnung. Sie kommt mit zwei Schnapsgläsern, zieht einen Stift hinter ihrem Ohr vor und kritzelt Zahlen aufs Tischtuch. Ich hole mein Portemonnaie raus, doch mein Vater protestiert. Er bezahlt und gibt ein großzügiges Trinkgeld. »Ihre Maischolle war wirklich ausgezeichnet.«

»Danke. Mein Mann hat sie heute Morgen gefangen.«

»Das schmeckt man.« Mein Vater fährt sich mit der Zunge über die Lippen.

Den Schnaps lassen wir stehen.

Als wir das Lokal verlassen, weht uns eine Brise ins Gesicht. Wir laufen vor zur Strandpromenade und bleiben am Geländer stehen. Die Flut ist gestiegen, und kleine Wellen schlagen an die Kaimauer. Im Hafen schaukeln die Segelboote. Auf einem der Pfähle sitzt eine Möwe. Am Strand läuft eine Frau, barfuß, die Schuhe in den Händen. Ab und zu bückt sie sich und hebt etwas auf.

»Heute gibt's kein Eis mehr«, sagt mein Vater und deutet auf die Eisbude, vor deren Fenster eine himbeerfarbene Jalousie heruntergelassen ist. An der Seite baumelt ein Fähnchen mit einer Eistüte darauf.

»Macht nichts«, sage ich.

»Finde ich schon«, sagt mein Vater.

»Naschkatze«, necke ich ihn.

Kleine Wellenkämme kräuseln sich hier und da, und das Meer hat eine magische graublaue Farbe. Auf dem Deich verschwimmen die Silhouetten der grasenden Schafe im Licht der Dämmerung, die Luft schmeckt nach Algen. Mein Vater greift nach meinem Arm, und wir spazieren am Jachthafen und den schmalen Holzhäusern vorbei die Strandpromenade entlang zum Auto. Bevor ich einsteige, schließe ich einen Moment die Augen, lasse das Geräusch der Wellen in mich hineinschwappen, gebe mich ihrem Rhythmus hin und fühle mich, als läge ich in einer warmen Badewanne. Dann schaue ich ein letztes Mal über das weite Meer, wo der Horizont verschwimmt, Himmel und Meer eins werden.

»Morgen kommen wir wieder«, sagt mein Vater.

◆ ◆ ◆

Auf dem Kurfürstendamm flanieren Touristen, überall höre ich englische, französische, italienische und vor allem russische Satzfetzen, die Menschen tragen Einkaufstüten, oft mit beiden Händen, als würden morgen alle Geschäfte für immer schließen. Ein Bus rumpelt vorbei, ein Rollerblader weicht einer Gruppe Jungs aus, die mit offenen Turnschuhen, in den Knien hängenden Hosen und tief ins Gesicht gezogenen Baseballkappen über den Bürgersteig schlurfen, Autos hupen, und ein Hund pinkelt an einen Fahrradständer. Ich überquere die Straße, biege in die Seitenstraße und nehme eine Abkürzung.

Ich bin froh, wieder in Berlin zu sein.

Während der Zugfahrt habe ich mit meinem Vater telefoniert; er hat morgen und übermorgen weitere Hyperthermie-Behandlungen. Er wirkte ruhig und gut gelaunt. Seine Frau ist bei ihm; ich habe einen Dreh-Termin. Am Teegeschäft biege ich rechts ab und laufe über einen kleinen Platz, auf dem ein paar Obdachlose in der Sonne sitzen und Bier trinken. Aus einem Chinaimbiss riecht es nach Sojasoße und heißem Reis, und ein Kind schreit: »Ich will ein Schokoladeneiiiis!«. Seine Mutter schreit genauso laut: »Neiiin!«.

Ich stoppe beim Feinkostladen, kaufe Obst und Salat und am Kiosk eine Zeitung und laufe weiter. Mein Handy klingelt. Der Aufnahmeleiter sagt, die Dreharbeiten morgen finden in einem anderen Studio statt. Ich notiere die Adresse und sage, ich werde pünktlich dort sein. Ich biege in die Straße, in der ich wohne, Autos parken dicht an dicht, die ersten Linden blühen. Ich steige die Treppe hinauf und öffne die Haustür.

Als ich die Wohnungstür hinter mir schließe, habe ich das Gefühl, eine andere Welt zu betreten.

In der Wohnung ist es still. Ich stelle meine Tasche ab, gehe in die Küche und räume die Einkäufe in den Kühlschrank. Gegenüber sehe ich die Pastorenfrau, sie steht am Herd und kocht. Ihr Mann sitzt im Wohnzimmer und liest Zeitung. Ich dusche, mache mir etwas zu essen und setze mich vor den Fernsehapparat. Ich schicke meinem Vater eine SMS, schreibe, dass ich in Gedanken bei ihm bin und alles gut wird.

Ich gehe früh ins Bett.

In den kommenden Tagen drehe ich, trete in Fernsehshows auf, nehme an Benefiz-Veranstaltungen teil. Ich fahre zu Proben, zu Foto-Terminen, ich laufe und spiele Golf, ich treffe mich mit Freunden und Kollegen. Obwohl ich täglich mit meinem Vater telefoniere, bin ich froh, dass ich mich in die Arbeit stürzen kann. Auch abends nehme ich jede Einladung an, gehe auf Empfänge und Partys, trinke Champagner, halte mein Gesicht in die Kameras und amüsiere mich. Zum ersten Mal seit Wochen denke ich nicht Tag und Nacht an Krebs, an Tumore, an Tod. Ich fliehe. Ich fühle mich leicht. Und bekomme sofort ein schlechtes Gewissen.

Eines Abends, im Anschluss an eine Filmpremiere, bietet mir ein Kollege in einer Cocktailbar eine Zigarette an. Ich nehme sie, inhaliere, schließe einen Moment die Augen, bevor ich den Rauch ausatme. Als stünde ich neben mir und sähe mir zu, nehme ich jede meiner Bewegungen wahr. Seit fünfzehn Jahren habe ich nicht mehr geraucht. Ich engagiere mich für die Deutsche Krebshilfe, erkläre auf Pressekonferenzen, wie wichtig es ist, mit dem Rauchen aufzuhören, mein Vater leidet an Lungenkrebs. Doch mir bereitet es ein perverses Vergnügen, diese Zigarette zu rauchen, ich zelebriere es geradezu und komme mir ungeheuer verrucht dabei vor.

Ich rauche und drücke die Zigarette in den Aschenbecher, bis der Filter ausgefranst und platt ist. Ich trinke meinen Cocktail aus und gehe tanzen. Ich wiege mich im Takt der Musik, sauge sie auf, mit jeder Pore, fülle meinen Körper, mein Herz, meine Seele mit Leichtigkeit, Fröhlichkeit, mit Energie. Ich erlaube mir, alles zu vergessen und eine Stunde oder zwei glücklich zu sein. Von dieser Kraft werden wir zehren, bei meinem nächsten Besuch. Doch ich muss stark sein, für meinen Vater.

Später rauche ich noch eine Zigarette.

Ist es ein unbewusster Akt der Solidarität? Ein Aufbegehren gegen das Schicksal? Ein wütender Protestschrei?

Ich verstehe es nicht. Ich bin mir selbst fremd.

◆ ◆ ◆

Mein Vater trägt ein dunkles Jackett mit Karos und goldenen Knöpfen, dazu eine Jeans. Seine Haare reichen fast bis auf die Schultern, und wo sie aufstoßen, kringeln sie sich. Er löst das Mikrofon aus dem Ständer, macht zwei Schritte in Richtung Publikum, dann bleibt er stehen. Er wartet den Auftakt ab, dann singt er:

Der Blitz schlug ein,
und plötzlich kam ein Engel auf mich zu …

Er macht noch einen Schritt vor, bleibt stehen, und als er wieder *Der Blitz schlug ein …* singt, lässt er seinen Arm durch die Luft sausen, als wäre der der Blitz. Ich sitze am Bühnenrand und kichere. Ich habe meinen Vater zu Hause üben sehen; ich tanze gern, und er auch, jedenfalls zu Hause, bei Partys. Doch auf der Bühne bewegt er sich wie ein Holzpfosten.

Dem Publikum ist es egal. Die Leute mögen seine Lieder, sie mögen ihn, er hat immer gute Laune, er sprüht vor Energie, wenn er auf der Bühne steht. Sogar Besucher, die griesgrämig zum Konzert kommen, gehen hinterher fröhlich nach Hause. Auch jetzt klatschen alle, und wenn mein Vater den Refrain singt, singen sie mit, durch die ganze Halle tönt *Der Blitz schlug ein.* Ein paar lassen sogar auch ihre Arme durch die Luft sausen, als schlügen überall Blitze ein. Er singt:

Der Blitz schlug ein
und traf mich mitten in mein Herz hinein,
und traf mich mitten in mein Herz hinein,
und traf mich mitten in mein Herz hinein!

Alle klatschen. Ich auch, und mein Vater zwinkert mir zu.

Als Nächstes stimmen die Musiker *Du bist viel zu schön, um Tränen zu weinen* an, und mein Vater steht mit dem Mikrofon in der Hand am Bühnenrand, lacht in die Menge und schnippt mit den Fingern den Takt. Er hat das Lied für Peter Alexander komponiert, aber der wollte es nicht aufnehmen, und nun singt mein Vater es selbst. Die Musiker spielen das Intro, und mein Vater singt:

Er kam zu dir,
und er hat dir die Liebe versprochen …

Ich mag das Lied und singe mit. Ich bin sechs Jahre alt und kenne viele Lieder. Ab und zu nimmt mein Vater mich mit zu Auftritten, und ich finde es jedes Mal aufregend, hinter der Bühne herumzulaufen, zuzuschauen, wie Musiker ihre Instrumente stimmen, zu hören, wie Sänger sich einsingen. Manche Künstler sind wie Hühner, rennen herum, aufgeregt und nervös, trinken etwas; andere sitzen ruhig auf einem Stuhl und warten auf ihren Auftritt. Überall steht Bühnendekoration, und in den Pausen, wenn die Bühne umgebaut wird, laufen Männer in schwarzen Hosen hinaus und verlegen Kabel. Manchmal bringen andere Künstler ihre Kinder mit, dann spielen wir hinter der Bühne, oder wir schließen Wetten ab, wer von unseren Eltern den meisten Applaus bekommen wird.

Als Nächstes singt mein Vater *Julia*, und wieder singen alle im Saal mit. Als das Lied vorüber ist, befestigt er sein Mikrofon am Ständer. Ein Bühnenarbeiter trägt einen Hocker auf die Bühne. Mein Vater sagt: »Und nun ein Lied, das Sie alle kennen und das ich zusammen mit einer wunderbaren Sängerin singen werde.« Er winkt mir zu. Ich zögere, dann stehe ich auf und laufe auf die Bühne. Die Leute klatschen. Mein Vater hebt mich auf den Hocker. Ich trage Jeans, eine karierte Bluse und ein T-Shirt mit einer Sonne auf der Brust. Ich streiche meine Haare aus dem Gesicht, nehme das Mikrofon in die Hand, wickle das Kabel um den Zeigefinger und sehe meinen Vater an. Im Saal wird es still. Ich höre eine Frau rufen: »Wie süß …!« Dann gibt mein Vater den Takt vor, die Musik setzt ein, und er singt:

Good-bye, Corinna,
schön war die Zeit …

Am Ende der Strophe schaut er mich an, nickt und ich singe:

Corinna, Corinna,
Corinna, Corinna,
Corinna, Corinna,
auf Wiedersehen!

Die Leute im Saal sind gerührt, und mein Vater lacht und ist stolz auf mich. Er macht gern solche Sachen. Wenn er im Fernsehen auftritt und weiß, dass ich zuschaue, ruft er »Ich grüße Caroline, die gerade zuguckt – hallo!« und winkt in die Kamera.

Ich singe gern auf der Bühne; aber es ist mir auch peinlich, vor so vielen Menschen aufzutreten.

Im vergangenen Jahr wurde ich für die *Sesamstraße* fotografiert. Eine Frau flocht mir Zöpfe, ich sollte in die Kamera lachen, man sah meine Zahnlücke, doch der Fotograf fand sie süß. Hinterher hing das Plakat überall. Es gefiel mir; und mir war unbehaglich. Meine Freundinnen machen solche Dinge nicht. Bei Kindergeburtstagen laden sie fünf oder sechs Freundinnen ein; zu mir kommt die ganze Klasse. In ihren Kinderzimmern hängen Poster von Schlagersängern, die bei uns ein und aus gehen. Sie schwärmen für Gitte, Jürgen Drews, Cindy und Bert und Costa Cordalis; ich besitze Autogramme, und auf allen steht: *für die süße Caroline*. Ich trage Satinhosen mit Streifen an den Seiten und italienische T-Shirts mit Engeln darauf, denn meine Mutter liebt es, mit mir einkaufen zu gehen und mich zurechtzumachen. Reporter schreiben über meinen Vater, fotografieren uns. Der erste Artikel über mich erschien kurz nach meiner Geburt, als Baby posierte ich in einer Werbeanzeige für Babybrei. Manchmal sind die Eltern meiner Klassenkameradinnen freundlicher zu mir als zu anderen Kindern; sie kennen mich aus der Zeitung.

Ich lebe anders als andere Kinder.

Wenn Muhammad Ali boxt, weckt mein Vater mich mitten in der Nacht, und wir sehen uns die Liveübertragungen im Fernsehen an; er fiebert mit, und ich bin glücklich, weil keines der Kinder, die ich kenne, um diese Zeit fernsehen darf, und weil ich meinen Vater in diesen Momenten ganz für mich allein habe.

Wenn mein Vater in die Kneipe geht, um mit seinen Freunden Skat zu spielen, nimmt er mich mit; wenn ich müde werde, lege ich mich auf den Fußboden und schlafe.

Als wir einmal an einem Teeladen vorbeikommen und ich mir Tee wünsche, kauft er zwanzig Sorten; zu Hause trinke ich Tee, bis mir schlecht wird.

Als meine Mutter ein paar Tage verreist, beschließt er, eine Party zu feiern, lädt mehrere Hundert Gäste ein und schlägt mir vor, mich mit einem Leierkasten vor die Tür zu stellen; wenn alle mir ein Trinkgeld gäben, käme einiges zusammen. Wir finden die Idee unheimlich komisch.

Eines Tages spricht mich ein Mädchen an und sagt: »Dein Pony ist tot.« Das Pony, das meine Eltern mir geschenkt hatten und das in einem Stall nahe unseres Hauses an der Ostsee stand, war in einen Trecker gelaufen. Meine Eltern hatten es mir verschwiegen, ein neues Pony gekauft und behauptet, es wäre Bonnie. Doch es stand in der Zeitung.

Auch von ihrer Scheidung erfahre ich aus der Presse, und während die Möbelpacker Sessel aus unserem Haus tragen und mein Vater im Wohnzimmer mit seinen Freunden Fußball spielt und sich amüsiert, sagt mir niemand, wie es weitergehen wird.

In der Grundschule bin ich eine lebhafte Schülerin mit guten Zeugnissen. Dann wechsle ich auf ein altsprachliches Gymnasium, in dem die Schüler aufstehen, wenn der Lehrer das Klassenzimmer betritt, und *»Salve magister!«* rufen. Nun muss ich lateinische Vokabeln lernen und Hausaufgaben machen, bei denen meine Mutter mir nicht mehr helfen kann; mein Vater lebt in Düsseldorf bei seiner Freundin. Ich bin auf mich gestellt. Eine Zeit lang versuche ich, zurechtzukommen, doch meine Noten werden schlechter. Lehrer weisen mich zurecht, doch ich bin es nicht gewohnt, dass man mir Vorschriften macht, und lache sie aus; ich lasse mir nichts gefallen. Irgendwann bleibe ich sitzen. Irgendwann bleibe ich ein zweites Mal sitzen. Ich schwänze Schule, treffe mich mit Jungs, fahre nach St. Pauli, lasse mir eine Tätowierung machen. Ich provoziere, ich rebelliere. Meine Mutter ist hilflos, mein Vater fort und ohnehin zu schwach für Auseinandersetzungen.

Ich haue ab.

Ich werde mit einem Joint auf der Schultoilette erwischt.

Kurz vor der mittleren Reife fliege ich von der Schule.

Alle sind sicher: Aus mir wird nichts.

Ich ziehe bei meiner Mutter aus und zu meinem Freund. Ich bin sechzehn, er ist zwanzig Jahre alt. Zusammen fliegen wir nach Amerika, reisen kreuz und quer durchs Land, schlagen uns durch. Eines Tages fragt er: »Warum arbeitest du nicht als Model?« Ich zögere, doch ich habe nichts zu verlieren, also gehe ich zu einer Agentur, lasse Fotos machen. Man ist interessiert, nur meine Zahnlücke sei ein Problem. Ich lasse mir Kronen machen und bekomme einen Zweimonatsvertrag in Tokio. Aus zwei Monaten werden vier. Ich werde als Model für Werbespots, Modefotos und Kosmetikkampagnen gebucht; die Japaner lieben meine Katzenaugen, diesen euro-asiatischen Look. Auf einer Prachtstraße in Tokios Einkaufsviertel *Ginza* hängt riesengroß an einer Hauswand ein Plakat mit meinem Gesicht.

Dann laufe ich die erste Modenschau meines Lebens.

Die Agentur schickt mich in ein Hotel im Zentrum Tokios zum Casting. Auf eleganten Stühlen sitzen Yohji Yamamoto und mehrere seiner Assistenten, alle schwarz gekleidet. Die Models kommen aus der ganzen Welt, zweihundert, vielleicht dreihundert Mädchen zeigen ihre Bücher. Sechzig von ihnen wählt Yamamoto aus. Ich bin dabei.

Er lässt uns in Gruppen über den Laufsteg gehen. Nach dem ersten Durchgang deutet er auf die, die in die nächste Runde kommen; ich bin dabei. Ich habe keinerlei Erfahrung, schaue, wie die anderen es machen, gucke unauffällig zu Yamamoto und seinen Mitarbeitern, versuche, in ihren Gesichtern zu lesen. Am Ende wählt Yohji Yamamoto ein Dutzend Mädchen aus. Ich bin dabei.

Am Tag der Show bin ich sehr aufgeregt. Überall hinter der Bühne stehen Kleiderständer mit unseren Namen, überall laufen Mitarbeiter herum, werden Models geschminkt und angezogen. Der Ablauf ist genau festgelegt, und zwischen den Auftritten müssen wir uns schnell umziehen, um rechtzeitig wieder auf dem Laufsteg zu sein. Aus dem Saal höre ich laute Musik. Yohji Yamamoto sagt: »Ich möchte, dass du als Erste hinausgehst.« Ich weiß nicht, dass das eine besondere Ehre bedeutet.

Meine Hände kribbeln, ich friere. Die Musik wird immer lauter, das Wummern der Bässe dringt durch meinen Körper. Der Saal ist voll bis auf den letzten Platz; es ist eine der größten Modeschauen in Tokio. Wir stellen uns auf, ich stehe vorn, ich schaue zu Yamamoto, reibe meine Hände, spüre das Adrenalin in meinen Adern, mache die Augen zu, mache sie wieder auf, hole Luft – und trete ins Licht der Scheinwerfer.

Von Tokio ziehe ich nach Mailand, nach Barcelona, nach Brasilien. Ich wähle meine Aufträge nach Ländern und Städten aus, in denen ich leben will. Ich verdiene Geld, bin frei und unabhängig. Ich lerne Sprachen. Ich reise. Eines Tages, der Karneval in Rio ist gerade vorüber, vermittelt meine Agentur mich nach Los Angeles. Mit fünfzig Dollar in der Tasche lande ich auf dem *Los Angeles International Airport*. Als ich vor der Tür der Agentur aus dem Taxi steige, habe ich noch zwanzig Dollar. Ich bekomme einen Vorschuss, man fährt mich in ein Apartment in Beverly Hills. Ein paar Tage später habe ich den ersten Job, Tagesgage achthundert Dollar. Ich bleibe. Arbeite, lerne Leute kennen und fahre mit einem roten *Cadillac Sedan de Ville* über den *Sunset Boulevard*, aus den Boxen dröhnt Musik von *The Doors,* und die Sonne scheint, als würde dieses Leben nie enden.

Ich bin vierundzwanzig Jahre, als meine Begeisterung fürs Modeln nachlässt. Ich will mehr, ich kann mehr. Und jetzt reicht mein Geld, um zu tun, was ich schon in Deutschland tun wollte. Ich nehme Schauspielunterricht.

Am *Lee Strasberg Theatre and Film Institute* spreche ich vor und werde aufgenommen. Als ich am Morgen des ersten Tages in den Unterrichtsraum komme, begrüßt mich der Schauspiellehrer: *»Welcome to the nut-house* – willkommen in der Klapsmühle.« Der Raum ist schwarz gestrichen, hat kein Fenster, und abgesehen von ein paar Stühlen und einer kleinen Bühne ist er vollkommen leer. Ich bin fasziniert. Seit ich ein kleines Mädchen war, trage ich eine Aufgeregtheit für das Leben in mir, und hier, an diesem Ort, ist alles möglich, das spüre ich. All meine Sehnsucht mündet hier, hier darf ich tun, was draußen im Leben zu gefährlich ist, hier darf ich ausprobieren, hervorholen, was in mir steckt, meine hellsten und dunkelsten Seiten schmecken. Alles ist erlaubt, und niemand wird bewerten, was ich tue.

Ich bin angekommen.

Ich nehme auch Gesangsunterricht, und zum ersten Mal in meinem Leben singe ich wirklich. Obwohl ich seit meiner Kindheit singe, obwohl ich im Schulchor gesungen habe und in Kindermusicals aufgetreten bin, obwohl ich Bühnenerfahrung habe, begreife ich erst jetzt, was Singen wirklich bedeutet. Meine Lehrerin bringt mir bei, meine Bruststimme zu entwickeln. Und vor allem lehrt sich mich, ein Lied zu interpretieren. Anfangs lässt sie mich den Text wie einen Monolog sprechen. Dann fängt sie an, Fragen zu stellen. »Warum hast du dir ausgerechnet *Cry me a river* ausgesucht?«

»Ich kenne es eben.«

»Woher kennst du es?«

»Ich weiß nicht …«

»Was verbindest du mit diesem Lied?«

Ich denke nach. »Ich denke an meinen Ex-Freund.«

»Was war mit ihm?«

Ich zögere. »Er hat mich betrogen.«

»Warum?«

Ich zucke mit den Schultern.

»Denkst du an ihn, wenn du das Lied singst?«

Ich nicke.

»Wo bist du, während du singst? Ist es Tag oder Nacht? Bist du allein, ist er bei dir, hört er dich am Telefon?«

»Ich …«

»Steht er vor dir, sieht er dich an, schaut er weg? Was für Gefühle hast du – bist du noch verletzt, bist du über den Schmerz hinweg? Willst du ihm wehtun, ihn zurückholen, ihn verletzen, ihn anstacheln? Was willst du?«

Ich zucke mit den Schultern. Doch ich begreife, dass ich, wenn ich auf all diese Fragen eine Antwort weiß, anders singen werde. Und plötzlich weine ich. Denn einige Antworten kenne ich längst. Ich nehme die Notenblätter und setze noch einmal ein, und plötzlich berührt mich jedes Wort, jede Silbe, die ich singe.

Meine Gesangslehrerin weckt eine Kraft und Intensität in meiner Stimme, die ich nicht kannte. Sie öffnet mir eine neue Welt.

Ich nehme Tanzunterricht. Ich probiere alles aus. Nach einem Dreivierteljahr verlasse ich die Schule und trete der *Screen Actors Guild* bei. Ich laufe von Casting zu Casting, bezahle einem Lehrer hundert Dollar für fünfundvierzig Minuten, in denen er versucht, die letzten Reste meines deutschen Akzents zu schleifen. Doch ich bekomme keine Engagements. Irgendwann ist mein Geld alle, mein Interesse an Los Angeles lässt nach.

Ich kehre nach Deutschland zurück.

◆ ◆ ◆

Wieder rollt der Zug in den Hamburger Hauptbahnhof.

Mein Vater wartet am Bahnsteig, er winkt, strahlt, hüpft von einem Bein aufs andere. Ich lache und spüre, wie eine Last von mir fällt – es geht ihm gut. Kinder mit kleinen Rucksäcken und bunten Mützen drängeln vorbei, während ihre Mutter zwei Koffer hievt. Ich helfe ihr. »Vielen Dank«, sagt sie und schnappt im selben Moment nach einem blonden Jungen, der an ihr vorbeidrängelt.

»Hallo«, sagt mein Vater und küsst mich auf die Wange. »Wie geht es dir?«

»Bestens, und dir?«

»Bestens.« Er trägt ein helles Sakko, ein weißes Hemd und eine Krawatte. Er greift nach meiner Tasche. »Komm, lass mich die tragen.«

»Lass nur, ich mach das schon.«

»Traust du mir nichts zu?«

Ich beiße mir auf die Lippe, sage »Doch, klar, ich traue dir alles zu«, und er grinst. Er ist leicht gebräunt, sein Haar frisch geschnitten. Er scheint kein Gewicht verloren zu haben. Ich hake mich ein. »Wo hast du geparkt?«

»Vor der Tür. Wir sollten uns beeilen, damit sie das Auto nicht abschleppen.«

Es ist ein warmer Tag Ende Juni, und abends lade ich meinen Vater und seine Frau in ein Restaurant an der Elbe ein. Am nächsten Morgen wache ich früh auf. Ich gehe in die Küche. Dort sitzt schon mein Vater. »Ich habe Lust, zu laufen«, sage ich. »Kommst du mit?«

»Gern.« Er trinkt seinen Kaffee aus, räuspert sich.

Ich trinke ein Glas Wasser und nehme einen Apfel.

Mit dem Fahrrad fährt mein Vater nebenher, während ich um die Alster jogge. Der Himmel ist blau wie Stahl, die Luft klar und feucht. Im Schilf an der Böschung sitzen Enten. Ein Schwan gleitet durch das schimmernde Wasser.

»Du bist gut in Form.«

Mein Vater schiebt seine Baseballkappe zurück. »Du auch. Ich wünschte, ich hätte deine Ausdauer.«

»Dafür bist du schnell. Beim Tennis rennst du wie ein Wiesel über den Platz.«

»Ja. Gestern habe ich wieder mit Klaus gespielt – und gewonnen.« Sein Freund Klaus Baumgart, der Sänger von Klaus & Klaus, ist einer seiner liebsten Tennispartner. »Aber warte ab, eines Tages starte ich auch noch bei einem Marathon.«

»Fesi, das sagst du schon seit Jahren.«

»Warte es ab.«

Nachmittags besuchen wir den Bruder meines Vaters. Ich habe immer gestaunt, dass zwei Brüder so unterschiedlich sein können. Mein Onkel hat Karriere beim Finanzamt gemacht, vor langer Zeit ein Einfamilienhaus im Grünen gekauft, in dem er noch immer mit seiner Frau lebt, ihre beiden Kinder sind erwachsen. Mein Onkel hat stets ein durch und durch geordnetes Leben geführt. Jetzt steht er im Garten, mit Schürze und Handschuhen, und kippt Holzkohle in den Grill.

»Was kann ich euch anbieten?«, fragt seine Frau. Sie hat bereits den Tisch gedeckt.

Mein Vater bewundert Tischdekoration und Blumenrabatten, nimmt den Korkenzieher, hilft, eine Flasche Wein zu öffnen.

»Gut siehst du aus«, sagt mein Onkel und nimmt sich ein Bier. Mein Vater lacht.

Später sitzen wir auf der Terrasse, mein Onkel lädt allen Würstchen, Koteletts und gebackene Kartoffeln auf die Teller, seine Frau reicht Salat herum. Ich merke, dass sie meinen Vater mustern. Sie suchen nach Spuren.

Ich klopfe meinem Vater anerkennend auf die Schulter. »Fesi ist wirklich gut in Form.« Ich lache, strahle. »Heute Morgen hat er mich begleitet, als ich um die Alster gelaufen bin.«

»Tatsächlich?« Die Frau meines Onkels lässt auf halbem Weg zum Mund ihre Gabel sinken.

Mein Onkel sagt nichts.

Mein Vater erzählt von den Hyperthermie-Behandlungen, von der angenehmen Atmosphäre in der Klinik, den modernen Geräten. Er war inzwischen dreimal dort; zweimal hat seine Frau ihn begleitet. »Der Professor ist sehr zufrieden mit mir.«

Mein Onkel kaut auf seinem Kotelett.

»Diese Hyperthermie ist eine ganz wunderbare Therapie«, sage ich. »Durch Wärme, die tief ins Gewebe dringt, werden der Tumor und die Metastasen nach und nach zerstört. Sie bilden sich zurück, sie verschwinden! Das Verfahren gibt es schon lange, in Amerika ist es längst Standard, und jetzt setzt es sich auch in Deutschland durch.«

»Das ist ja toll«, sagt die Frau meines Onkels.

»Ja, denn Hyperthermie-Behandlungen sind viel schonender als eine Strahlen- oder Chemotherapie. Hyperthermie hat kaum Nebenwirkungen und ist trotzdem sehr effektiv.«

»Wirklich?« Mein Onkel mustert seinen Bruder mit einem Blick, den ich kenne; für ihn war er immer ein Fremdling, einer, dessen Wesen er nie wirklich verstand.

»Dazu gibt es Studien«, sage ich. »Von international tätigen Forschern.«

»Wir schaffen das«, sagt mein Vater und drückt meine Hand. »Wir sind auf dem richtigen Weg.«

Ich nicke ihm zu. »Ja, das sind wir.«

»Ja, wenn die Therapie hilft …«, sagt die Frau meines Onkels und schnippelt Fett von ihrem Kotelett.

»Wir greifen an«, sagt mein Vater und sticht seine Gabel in eine Kartoffel. »Wir machen den Tumor fertig. Fix und fertig!«

»Genau!«, rufe ich.

»Wie, sagtest du, heißt die Klinik?«, fragt mein Cousin.

Ich nenne den Namen.

»Da ist mein Schwiegervater behandelt worden. Es ist eine sehr gute Klinik.«

Siehst du, sagt der Blick, mit dem ich meinen Onkel anschaue.

Der beißt in eine Wurst. Er kaut, schluckt, dann sagt er leise: »Mutters Bruder ist auch an Lungenkrebs gestorben.«

»Ja, und Peter Lustig von *Löwenzahn* im ZDF lebt seit zwanzig Jahren mit einer halben Lunge«, kontere ich.

Eine Weile essen alle. Ich reiche meinem Vater die Platte mit den gebackenen Kartoffeln. Ich spüre die Skepsis, die in der Luft liegt; als gäbe es keinen Grund, zuversichtlich zu sein. Als machten wir uns etwas vor.

Mein Vater räuspert sich. Als habe er damit einen Beweis geliefert, sieht mein Onkel zu seiner Frau, die seinen Blick still erwidert.

Am nächsten Tag fahren mein Vater und ich in die Klinik. Als wir den Ort erreichen und am Rathaus mit den drei nackten Fahnenmasten vorbeifahren, entdeckt er eine Eisdiele und bremst. »Ich kaufe Eis für die Schwestern.«

Ein paar Minuten später kommt er mit einem Pappkarton voller Eisbecher zurück. Ich nehme ihn ihm ab. »Jetzt aber mit Blaulicht in die Klinik, sonst bringen wir nur noch Soße mit.«

Mein Vater lacht und startet den Motor.

»Ach, Herr Beil …«, ruft Schwester Carla und streicht den Kragen ihres Kittels zurecht, als mein Vater ihr einen Eisbecher reicht.

»Das ist aber nett«, sagt Schwester Martha.

»Und auch noch meine Lieblingssorte.« Schwester Carla schaut verzückt auf das dunkelbraune Schokoladeneis. »Woher wussten Sie das?«

Mein Vater zwinkert ihr zu. »Lass es dir schmecken, meine kleine Sonne.« Er verteilt bunte Plastiklöffel, und alle löffeln Eis. Ich lächle in mich hinein; so ist er, mein Vater.

Später begleitet Schwester Carla uns zum Sauerstoff-Garten. Mein Vater grüßt nach allen Seiten, ich nicke, schaue mich um, sehe aber niemanden, den ich kenne. Fast alle Liegen sind belegt, nur neben einem dünnen Mann ist noch eine einzelne frei. »Entschuldigung …« In dem Moment erkenne ich ihn. Es ist der Mann, der während meines ersten Aufenthaltes abgemagert auf einem Stuhl im Café saß, zu schwach, sich aufrecht zu halten.

Er deutet auf die Liege und nickt. *»Sí, sí…«*

Ich frage ihn, ob er Spanier sei.

»Sí.« Ein dünnes Lächeln erscheint auf seinen Lippen.

Ich sage, er sähe gut aus, und unterstreiche meine Worte, indem ich mir mit den Fingern über die Wangen streiche. Das Lächeln wird heller.

»Hier habe ich noch eine für dich.« Mein Vater schiebt eine Liege zwischen den Mann und mich. Ich setze mich; diesmal habe ich mich auch für eine Sauerstoff-Therapie angemeldet, und Schwester Carla reicht mir eine Maske. Ein Gefühl tiefen Glücks durchströmt mich, ich möchte dem fremden Mann sagen, wie froh ich bin, dass es ihm besser geht, dass er sich erholt hat, doch er hat die Augen wieder geschlossen, als wäre er noch immer zu schwach für ein Gespräch. Ich betrachte seine schmalen Wangen, seinen kahlen Kopf, die regelmäßigen Bewegungen seiner Brust. Seine Atemzüge sind flach. Ich muss mich zwingen, meinen Blick von ihm zu lösen, es ist, als fürchtete ich, er könne im nächsten Moment aufhören zu atmen. Noch nie habe ich einen so kranken Menschen gesehen.

»Es geht los«, sagt mein Vater und setzt seine Sauerstoffmaske auf. Ich strecke mich aus, ziehe das Gummiband über den Kopf und rücke die Maske zurecht.

»Alles in Ordnung?«, fragt Schwester Carla. »Fühlen Sie sich wohl?«

»Alles bestens«, sagt mein Vater.

Während der nächsten Stunde liegen wir nebeneinander und atmen angereicherten Sauerstoff. Irgendwann schläft mein Vater ein. Auch andere Patienten dösen, einige lesen. Eine dicke Frau reibt ihre Beine, eine andere, mit schütterem Haar, kratzt ihre Unterarme. Ein Mann, klein und blass, atmet geräuschvoll, immer wieder rückt er seine Maske zurecht. Niemand sieht so krank aus wie der Mann aus Spanien. Ich schaue zu ihm hinüber. Hinter meiner Freude über seine Genesung spüre ich leise Angst. An welcher Krankheit leidet er wohl? Hat er Krebs? Warum ist er so mager?

Wird mein Vater eines Tages genauso aussehen?

Ich schließe die Augen.

»Dann kommen Sie mal gleich mit, ich habe schon alles vorbereitet.« Der Ton, der keinen Widerspruch duldet. Mein Vater lächelt Schwester Martha zu, und wir folgen ihr in den Hyperthermie-Therapieraum. Professor Abel ist bereits dort. Er steht am Fenster, und als wir eintreten, dreht er sich um und begrüßt meinen Vater wie einen alten Bekannten. Dann reicht er mir die Hand. »Schön, Sie wiederzusehen. Wie geht es Ihnen?«

»Danke, blendend. Ihnen hoffentlich auch.«

»Ich kann mich nicht beklagen.«

Er rollt den Ständer mit dem Schwenkarm neben das Bett, während mein Vater sich auszieht. »Heute ist so schönes Wetter, Professor, ein richtiger Sommertag.« Er hängt sein Hemd über die Stuhllehne. »Wollen Sie mich wirklich aufheizen?«

»Alles nur zu Ihrem Besten.«

»Hoffentlich schmelze ich nicht, und Sie wischen nachher eine Pfütze unterm Bett auf.«

»Wenn Sie anfangen zu schmelzen, schreite ich ein. Das verspreche ich Ihnen.«

Mein Vater schlüpft aus seinen Schuhen, zieht sein Hemd aus und geht zum Bett hinüber. Seine Bewegungen sind unsicher, er wirkt nervös. Vor einer Stunde hat ihm eine Schwester, die ich nicht kenne, eine Lösung injiziert, die die Zellen übersäuert, was die Wirkung der leichten Chemotherapie verstärken wird. Als Professor Abel vorschlug, einzelne Hyperthermie-Behandlungen mit einer leichten Chemotherapie zu kombinieren, erschrak ich. Er erklärte, die Wärme fördere die Durchblutung des Gewebes, sodass das Zytostatikum besser zum Tumor und den Metastasen transportiert würde, sie verstärke außerdem die Wirkung, sodass das Medikament gering dosiert werden könne. Mit den üblichen Nebenwirkungen müssten wir nicht rechnen, allenfalls mit Unwohlsein zwei, drei Tage nach der Behandlung. Auch Professor Talmann, den ich anrief, beruhigte mich. »Ei, Frau Beil, da müssen Sie keine Angst haben.« Wieder hörte ich im Hintergrund Lautsprecheransagen wie auf einem Flughafen. »Mit der Kombination von Hyperthermie und leicht dosierter Chemotherapie hat man sehr gute Erfahrungen gemacht.«

Schließlich stimmten wir zu.

Professor Abel justiert den Applikator, während Schwester Martha meinem Vater eine Kanüle setzt. Als sie zusticht, schaue ich zur Seite. Mein Vater zuckt nicht einmal. Das Zytostatikum ist in einem Beutel, eine trübe, milchige Flüssigkeit, die harmlos wirkt und mir trotzdem Angst macht. Ich rücke einen Stuhl neben das Bett. »Wie war eigentlich das Golfturnier neulich«, fragt mein Vater. »Hast du gewonnen?«

»Im *Longest Drive.*« Ich nicke. »Ich hatte wirklich Glück, denn es waren ein paar gute Spieler dabei.«

Professor Abel richtet den Applikator über dem rechten Lungenflügel ein. »Drückt es?«, fragt er, als der Teller sich auf den Rücken senkt.

»Nein, alles bestens.«

Der Professor drückt Knöpfe, ein Apparat piept. »Die Aufwärmphase beginnt jetzt.« Er geht hinüber zum Bildschirm, verfolgt Zahlenreihen, die sich aufbauen, wieder verschwinden und durch neue ersetzt werden. Nach einer Weile legt er die Notglocke neben die Hand meines Vaters. »Wenn etwas ist oder Sie sich nicht wohlfühlen, rufen Sie mich. Ich bin immer in der Nähe.«

»Ich sehe gleich wieder nach Ihnen«, sagt Schwester Martha. Dann lassen beide uns allein.

Einen Moment ist es still in dem Raum, nur die Geräusche der Apparate und das Zwitschern der Vögel im Wald sind zu hören.

»Was hast du noch gemacht, außer Golf zu spielen?«

»Das weißt du doch, Fesi, wir haben jeden Tag telefoniert.«

»Erzähl mir trotzdem von deiner Arbeit.«

Ich ziehe meinen Stuhl dichter ans Bett und erzähle von einem Wohltätigkeitskonzert in Berlin und einer Fernsehshow in Köln. Dass ich beim Arzt war, um meine Lunge untersuchen zu lassen, erzähle ich nicht. Stattdessen berichte ich von den Dreharbeiten für *Gute Zeiten – Schlechte Zeiten*, wo ich für zwei Monate eine Gastrolle bekommen habe. Neugierig fragt mein Vater nach, will wissen, wer die anderen Schauspieler sind, der Regisseur, wie die Einschaltquoten sind. »Schön, dass du dabei bist. Du machst das bestimmt gut.«

»Es macht Spaß. Mal schauen, was ich als Nächstes drehe.«

»Ich finde, du solltest mal ein ausgewachsenes Biest spielen, so wie Joan Collins in *Denver Clan*.«

»Willst du mir damit etwas sagen?«

»Nur, dass ich denke, dass du das gut machen würdest.«

»Wenn man mir so eine Rolle anbieten würde, klar! Ich würde auch gern mal eine gebrochene Figur spielen, eine

Verliererin, eine Gestrandete, eine, der das Leben übel mitgespielt hat. Aber bisher wurde ich immer als Geschäftsfrau besetzt, als Barkeeperin, als Ehefrau, die toll aussieht. So ist es eben.«

»Dabei bist du die Beste von allen.« Er drückt meine Hand. »Das warst du schon immer.«

Ich räuspere mich. »Ach, Fesi …«

Auf dem Display klettert die Temperatur langsam höher. Die Uhr läuft, eine Viertelstunde ist bereits vergangen, seit das Gerät die gewünschte Temperatur erreicht hat. Gleichmäßig tropft die trübe Flüssigkeit durch den transparenten Schlauch in den Körper meines Vaters. Für September hat Professor Abel eine Computertomografie angekündigt; dann werden wir wissen, ob sich Tumor und Metastasen zurückgebildet haben.

Schwester Martha kommt und kontrolliert die Herz-Kreislaufwerte. »Alles in bester Ordnung.« Sie öffnet das Fenster, sodass ein leichter Lufthauch durch den Raum geht. »In einer Dreiviertelstunde ist alles vorbei, Herr Beil.«

»Ach, Schwester, Sie muntern mich jedes Mal auf.«

Ich beiße mir auf die Lippe, weil ich nicht weiß, ob mein Vater sie wegen ihres burschikosen Tonfalls aufzieht. Doch er macht ein unschuldiges Gesicht.

»Wie geht es dir?«, frage ich, als Schwester Martha die Tür hinter sich zuzieht.

»Es ist ganz schön warm.«

»Möchtest du einen Schluck trinken?«

»Ja, gern.«

Ich nehme das Wasserglas und führe den Strohhalm an seine Lippen.

»Möchtest du nicht ein Eis essen gehen?«, fragt er, als ich das leere Glas beiseitestelle.

»Nein, Fesi.«

»Aber es ist heiß, und dir wird langweilig werden, wenn das hier noch so lange dauert.«

»War mir jemals langweilig mit dir?«

Er grinst. Der Beutel mit der Flüssigkeit ist immer noch ziemlich voll.

»Mach dir keine Sorgen um mein Wohlbefinden, mir geht's blendend. Und alles, was ich will, ist, dass es dir auch bald wieder blendend geht.«

»Aber sicher doch …« Mein Vater räuspert sich. »Und jetzt versprich mir, nachher ein großes Eis essen zu gehen.«

»Versprochen.«

Er schließt die Augen.

Am 9. Juli hat mein Vater Geburtstag. Mit einem Freund, dessen Pharma-Firma zur selben Zeit ihr siebzigstes Jubiläum feiert, lädt er zu einem großen Fest.

Auf der Autobahn von Berlin nach Hamburg staut sich der Wochenendverkehr. Als ich ankomme, spielt mein Vater mit den ehemaligen Mitgliedern der *Crazy Combo Corinna, Corinna*, die Stimmung ist ausgelassen. Er winkt mir zu, ich steige auf die Bühne, schnappe mir ein Mikrophon, begrüße die Musiker, sie sind älter geworden, aber immer noch jung genug, um Stimmung zu machen und zu feiern, und der Schlagzeuger gibt den Takt vor, die anderen stimmen ein, mein Vater räuspert sich, nimmt seine Trompete, und ich singe *Sittin' in the morning sun …*

Das Publikum geht mit. Ich entdecke viele bekannte Gesichter – Freunde, Verwandte, Kollegen, Fotografen und ein Kamerateam eines Lokalsenders. Ich singe *Get your kicks on route 66*, und mein Vater spielt Trompete, die Band swingt, es knistert und funkt. Vaters Freund ist gerührt über das Ständchen zum Jubiläum, und als er sich bedanken will, fehlen ihm die Worte, darum nicke ich dem Schlagzeuger zu, er zählt 1-2-3-4, und wir spielen das nächste Lied. Und noch eines. Und noch eines, alle alten Hits und Evergreens, bis ich verschwitzt und glücklich auf meinen Vater zugehe und ihn umarme. »Fesi, du bist immer noch der Alte, voller Energie und ein Musiker durch und durch. Herzlichen Glückwunsch zum Geburtstag!« Ich küsse ihn, alle klatschen, und die *Crazy Combo* spielt *Happy birthday*.

Vaters Frau und einige Freunde schieben eine Kiste vor die Bühne. Sie ist in orangefarbenes Geschenkpapier gehüllt, jemand hat eine riesige Schleife darum gebunden. Mein Vater steigt herunter, mit vorsichtigen Bewegungen, ein wenig langsamer als sonst, und seine Frau hakt sich bei ihm ein. Sie küsst ihren Mann, jemand stimmt *Happy Birthday* an, alle fallen ein, die *Crazy Combo* spielt, und mein Vater löst die Schleife. Es dauert, bis er sich durch die Schichten der Verpackung gearbeitet hat, und als er die letzte Plastikfolie beiseitezieht, steht vor ihm ein Fahrrad. Er strahlt. Die Fotografen knipsen. »Du kannst es zusammenklappen und ins Auto packen«, sagt seine Frau, und mein Vater küsst sie. Er untersucht den Klappmechanismus. »Hoffentlich breche ich mir dabei nicht meine ungeschickten Finger …«

Nur seine engsten Freunde, die für dieses Geschenk zusammengelegt haben, wissen, dass mein Vater sich das Fahrrad gewünscht hat, um während seiner Klinikaufenthalte an der Nordsee Rad fahren zu können. Er bedankt sich – und steigt noch einmal auf die Bühne. Leise bespricht er sich mit den Musikern, und ich stelle mir vor, wie diese Männer vor fünfzig Jahren Konzertsäle füllten und ihr Publikum zum Toben brachten – bevor Peter Frankenfeld sie einlud und mein Vater seine Solokarriere begann.

Dann erklingen die ersten Takte von *Ich lebe … jeden Tag neu.*

Mir läuft ein Schauer über den Rücken. Von allen Liedern meines Vaters mag ich *Ich lebe …* am liebsten. Mein Vater hält das Mikrofon, schaut ins Publikum, er ist ergriffen. Das Klavier spielt, er holt Luft und singt:

Nun steh' ich
schon in der Mitte meiner Zeit
und weiß zu gut,
was einmal war und was mir bleibt,
denn ich kann noch träumen,
hab' nie was bereut,
ich leb', wie man so lebt,
mit jedem Tag, der kommt und geht,
ich bin mir treu,
denn ich lebe wieder und jeden Tag neu …

Er singt sein Lied, das er für sich komponiert hat und für das Kurt Gerets, mit dem er viele Lieder geschaffen hat, einen Text geschrieben hat, der ihm auf den Leib geschnitten ist.

Und führt auch mein Weg mich durch Dunkelheit,
geb' ich mich nicht gleich verlor'n,
ich höre nie auf zu träumen,
ich schaue immer nur nach vorn …

Er hält den Ton, und ich bekomme eine Gänsehaut. *Ich lebe …*, sagt mein Vater, sei für ihn, was *My way* für Frank Sinatra war – ein Bekenntnis.

Ich habe gelacht und auch geweint,
ich habe keine Liebe gescheut,
das würde ich alles noch einmal tun,
ich habe es niemals bereut …

Er singt mit einer Inbrunst, die mir das Herz zusammenzieht, und die Blicke seiner Freunde sind anders als sonst. Einige wischen sich Tränen aus den Augenwinkeln.

Ich lebe,
jeden Tag, der kommt und geht,
ich bin mir treu,
und ich lebe wieder und jeden Tag neu …

Der Schlagzeuger wirbelt, der Chor setzt ein zum Finale.

Ich lebe wieder – jeden Tag neu!

Nach dem Auftritt mische ich mich unter die Gäste. Es gibt eine Cocktailbar, das Personal eines Catering-Service reicht Häppchen, ich nehme ein Lachskanapee. Viele sind gekommen, die ich lange nicht gesehen habe – Bernd Herzsprung mit seiner Frau, Fritz Wepper, außerdem Vaters Bruder mit seiner Frau und den Kindern, Angelikas Tochter mit ihrem Sohn. Fotografen bitten mich, kurz für ein Bild zu posieren, der Fernsehreporter führt ein Interview mit meinem Vater. Er wirkt müde, doch er lächelt; Presse hat er immer geliebt. Ein Fotograf stellt sich zu mir. Er schwitzt, hält seine Kamera wie eine Waffe im Anschlag und erzählt von seiner Arbeit, von Prominenten, die er schon fotografiert hat. »Die letzten Bilder von Harald Juhnke – die habe ich geschossen!« Er fährt mit der Zunge über seine Lippen und mustert mich.

»Aha.« Ich mustere ihn ebenfalls. Er hat den Charme einer Ratte.

»An Rudi Carrell war ich auch dran.« Rudi Carrell ist vor zwei Tagen gestorben; mein Vater kannte ihn gut. Er hatte sich zurückgezogen, doch schon im Winter hatte die Boulevardpresse getitelt *Abgemagert, Haarausfall, kaum noch Auftritte – Wie krank ist Rudi Carrell?* Öffentlich spekulierte man über seine Krankheit, zitierte so genannte enge Freunde und die ehemalige Schwiegermutter mit Details über eine Chemotherapie, enthüllte *So qualvoll stirbt man an Lungenkrebs.* Nun schildern Reporter, als seien sie dabei gewesen, Rudi Carrells letzte Stunden. Mir wurde übel, als ich es las, und mir wird wieder übel, als sich dieser Leichenfledderer erneut mit der Zunge über die Lippen fährt. Ist mein Vater der Nächste auf seiner Liste? Er hat viele Fotos von ihm gemacht.

»Dann sind Sie ja gut im Geschäft«, erwidere ich und nehme mein Glas. »Übrigens ist dies eine private Feier, kein Pressetermin.« Ich lasse ihn stehen.

Ich passe meinen Vater ab und warne ihn vor der Ratte.

»Der Dicke? Ach, den kenne ich schon lange. Der ist nett, er will einen Termin mit mir machen.«

»Er ist ein Schwein. Ein Arschloch, das mit dem Schicksal anderer Menschen Geschäfte macht.«

»Caro …«

»Tut mir leid, Fesi, ich muss es so deutlich sagen. Du bist manchmal zu naiv im Umgang mit der Presse. Schick ihn weg.« Doch er würde ihn nicht fortschicken; er hat noch nie einen Reporter oder Fotografen fortgeschickt. Wir haben Verwandte und enge Freunde eingeweiht, doch die Öffentlichkeit ahnt nichts von der Krankheit meines Vaters. Wir haben alle gebeten, zu schweigen, und in der Klinik hat Professor Abel das Personal angewiesen, niemandem Auskunft zu geben. Doch eines Tages wird es bekannt werden. Irgendwann werden überall Schlagzeilen prangen, wird sich die Presse auf meinen Vater stürzen, wird man spekulieren, wie lange er noch leben wird, in großen Lettern seine Überlebenschancen verkünden. Wie wird mein Vater das verkraften? Wie schütze ich ihn vor dieser Hinrichtung – während wir selbst hoffen, die Krankheit in den Griff zu bekommen, es zu schaffen?

Ich bete immer wieder, dass es noch lange dauert, bis es so weit ist.

»Komm«, sagt mein Vater und lotst mich durch die Menge, »wir gehen zum Buffet.« Er trägt ein blaues Sakko, ein blütenweißes Hemd, das seine Bräune hervorhebt. Man sieht ihm nicht an, dass er krank ist, auch die Chemotherapie hat keine Spuren hinterlassen, obwohl kaum eine Woche vergangen ist, seit wir in der Klinik waren. Er hat Gewicht verloren, seine Hosen passen nicht mehr, aber da er immer ein paar Kilo zu viel wog, wirkt er nun schlank.

Doch ich habe Angst.

Mein Vater räuspert sich, reicht mir einen Teller, nimmt ein Stück Kuchen und einen Löffel Mousse au Chocolat. Ich nehme Salat, Obst und ein paar gegrillte Krevetten. Wir stellen uns an einen der Stehtische. Als ich eine Krevette in den Mund stecke, verschlucke ich mich beinahe. Am Nachbartisch, nur ein paar Schritte entfernt, steht neben einer sonnengebräunten Blondine, die zu viel Schmuck trägt, Vaters früherer Hausarzt. Jener Mann, der ihn über Monate auf Bronchitis behandelte, der nichts tat, um eine ordentliche Diagnose zu stellen, was ihn vielleicht gerettet hätte. »Das ist mutig«, sage ich, laut genug, dass man es hört. »Das hätte ich mich nicht getraut.«

Er sieht hoch, erkennt mich. Zögert einen Moment, lächelt dann, stellt sein Glas ab, kommt auf mich zu. »Frau Beil, schön Sie zu sehen …« Er reicht mir die Hand. Ich nehme meinen Teller und gehe. Er hat sich nie für seinen verhängnisvollen Fehler entschuldigt, ich habe ihm nichts zu sagen.

Als ich meinen Vater später an der Cocktailbar treffe, ist ihm mein Verhalten immer noch peinlich. »Fesi, dieser Mann hat als Arzt fahrlässig gehandelt«, schimpfe ich. »Wie kannst du mit dem noch reden?«

»Caro …« Der Barmann stellt eine Flasche Mineralwasser und zwei Gläser auf den Tresen.

»Es gibt Dinge, die sind unverzeihlich.«

»Nun reg dich nicht auf. Komm lieber mit, ich habe Professor Talmann gesehen.«

»Wo?« Vaters Freund, durch den ich Professor Talmann kennengelernt habe, hat ihn eingeladen, doch in dem Gedränge habe ich ihn noch nicht gesehen.

»Er ist draußen im Zelt, wo gleich die Big Band spielt.«

»Kommst du schnell mit zum Auto? Ich habe das Geschenk dabei.«

»Prima…«

Professor Talmann hatte mir einmal erzählt, dass er einen Tag vor meinem Vater Geburtstag hat. Wir hatten beschlossen, ihm ein Geschenk zu machen. Ich trinke einen Schluck Wasser, und wir schieben uns Richtung Ausgang.

Als wir zurückkehren, unterhält sich Professor Talmann mit Professor Abel und seiner Frau. »Ei, Frau Beil, nun sehen wir uns endlich wieder. Es ist mir eine Freude.« Er beugt sich vor zu einem Handkuss. »Und Ihr Vater …« Er schüttelt ihm die Hand, mustert ihn, und in seinem Blick sehe ich Anerkennung. »Herr Beil, Sie sehen wirklich gut aus. Die Therapie scheint Ihnen gut zu tun. Aber Sie sind ja auch in besten Händen.« Ich begrüße Professor Abel und seine Frau, die ebenfalls in der Klinik arbeitet, der ich aber noch nicht begegnet bin.

Ich deute auf das Geschenk, um das ich eine große rote Schleife gebunden habe. »Herr Professor Talmann, wir möchten Ihnen gratulieren und uns von ganzem Herzen für Ihre Hilfe und Unterstützung bedanken.«

»Ei, Frau Beil, das ist für mich?«

»Ja, bitte.«

»Das ist aber eine Überraschung.« Er strahlt wie ein Junge unterm Weihnachtsbaum, küsst mir gleich noch einmal die Hand und macht sich daran, die Verpackung zu öffnen. Obwohl er klein und füllig ist, bewegt er sich wendig und grazil.

Er ist gerührt. »Ei ...«

»Ich hoffe, es gefällt Ihnen.«

»Es ist wunderbar.« Er betrachtet das Bild, das ich gemalt habe, das Yin-und-Yang-Zeichen, die Portraits von meinem Vater und mir, das Symbol der Klinik. Im selben Moment beginnt die Big Band zu spielen, und Professor Talmann hat Tränen in den Augen, seine Worte gehen im Klang der Saxofone und Posaunen unter, sodass er mir noch einmal die Hand küsst und das Bild wieder verpackt, damit es geschützt ist. Er fordert mich zum Tanzen auf, und wir tanzen, während die Band Hits von Glenn Miller spielt.

Als sich die ersten Gäste verabschieden, treffe ich im Garten einen Freund, der seit einer Weile in Australien lebt. Wir setzen uns in einen der herumstehenden Strandkörbe. Irgendwann sieht er mich an und sagt: «Deinem Vater geht es nicht gut.«

»Woher weißt du das?« Erschrocken sehe ich ihn an.

»Beruhige dich. Ich habe mit niemandem darüber gesprochen, und ich werde es auch nicht tun. Ich sehe es einfach.«

»Aber er sieht gut aus. Es geht ihm gut. Man sieht ihm doch gar nichts an.«

»Vielleicht sehe ich es, weil ich es erkenne.«

»Was meinst du?«

»Ein Freund von mir in Australien ist an Lungenkrebs gestorben. Bei einer Routineuntersuchung wurde ein Tumor gefunden, er wurde behandelt, Chemotherapie, Bestrahlung, das ganze Programm, aber mein Freund hat weiter geraucht, er konnte nicht aufhören. Neun Monate später ist er gestorben. Ich war bei ihm, bis zum Schluss.«

Ich schlucke. Mein Magen zieht sich zusammen.

»Was meinst du, wie lange dein Vater noch leben wird?«

Die Worte sitzen in meinem Hals fest.

»Vier oder fünf Monate?«

»Warum nicht länger?« Meine Stimme klingt kratzig. »Er sieht doch gut aus. Es geht ihm doch gut …«

»Ich wollte dir keine Angst machen, entschuldige.«

Ich reiße mich zusammen, sage: »Schon in Ordnung.« Ich streiche meine Haare zurück. Ich weiß, dass mein Vater leben wird. Ich weiß es. Alle sagen, dass er gut aussieht, seine Ärzte, Freunde, alle.

Mein Herz klopft.

»Lass uns reingehen. Es dauert nicht mehr lange bis zum Anpfiff, und wir sollten uns gute Plätze sichern.«

Ich sehe auf die Uhr. Um 20 Uhr beginnt das Spiel. Ich habe meine Karten verschenkt, als mein Vater erklärte, er würde seinen Geburtstag feiern und abends eine Leinwand aufstellen, um mit all seinen Freunden und Gästen das Weltmeisterschafts-Endspiel zu sehen. Ich stehe auf, streiche mein Kleid glatt. »Gut, lass uns reingehen.«

Im Waschraum frische ich mein Make-up auf, dann gehe ich ins Zelt und suche meinen Vater. Er rückt Bänke und Tische, und zwei Musiker der Big Band richten den Beamer ein. Ich setze mich zu Angelika, wir haben den ganzen Tag kaum ein Wort miteinander gesprochen. »Wie geht es dir?«, frage ich.

»Ich glaube, er ist ein bisschen müde«, antwortet sie. Ihr Blick folgt meinem Vater. »Er sollte sich schonen.«

»Wem sagst du das? Aber du weißt, wie er ist, wenn es um Fußball geht.«

Sie seufzt.

Auf der Leinwand sieht man das ausverkaufte Berliner Olympiastadion. Fans, die Fahnen schwenken und sich französische oder italienische Nationalfarben ins Gesicht gemalt haben. »Eine tolle WM«, sagt eine Stimme neben mir. »Ich hätte nie gedacht, dass dieses Land so feiern kann.«

»Stimmt …« Ich rücke zur Seite, mache ihm Platz, er ist Journalist, einer der guten, wir kennen uns seit Jahren. »Es war ein rauschendes Fest.«

»Ist es noch, schau dir die Bilder an.« Auf der Leinwand schwenken Kameras über die Fanmeile am Brandenburger Tor, ein Meer von Fußballbegeisterten.

»Noch zehn Minuten bis zum Anpfiff.« Mein Vater lässt sich in einen Stuhl fallen, den wir ihm freigehalten haben. »Das ist ein Geburtstagsgeschenk – mit euch allen das Endspiel zu sehen!«

»Auf dich, Peter!«, ruft jemand, und alle prosten ihm zu. Mein Vater leert sein Wasserglas und lehnt sich zurück.

»Es kann losgehen!«

Ein paar schließen Wetten ab, der Journalist neben mir tippt auf Frankreich, weswegen ich dagegenhalte und sage, Italien wird Weltmeister.

Und dann beginnt das Spiel.

Nach sieben Minuten schießt Zinédine Zidane das erste Tor. »So knapp«, zischt mein Vater, als Zizou den Ball gegen die Unterlatte tritt, er aber hinter der Linie ins Tor geht.

In der neunzehnten Minute schießt Marco Materazzi das Ausgleichstor für Italien, und alle springen auf und jubeln, auch in der Nachbarschaft hört man begeistertes Geschrei. »Deine Wette wirst du verlieren«, sagt mein Vater zu dem Journalisten, doch der gibt sich kämpferisch. Beide diskutieren und lachen. Der Journalist zündet sich eine Zigarette an, der Rauch hüllt meinen Vater ein. Ich denke: Wenn du wüsstest, wie krank mein Vater ist.

Die Italiener spielen offensiv, doch außer Luca Tonis Lattentreffer geschieht nichts Spannendes. Der Journalist reicht mir ein Bier. »Dein Vater hat abgenommen. Steht ihm gut.«

»Ja.« Ich nicke. Ich weiß nicht, was ich sonst sagen soll.

Mein Vater beugt sich vor, sagt etwas, das ich nicht verstehe, die beiden lachen. Sie scheinen sich gut zu verstehen, und plötzlich kommt es mir seltsam vor, diesem Mann, den ich immerhin schon lange kenne, etwas vorzuspielen. Mir ist, als würde ich ihn anlügen. Ich trinke einen Schluck Bier. Die Spieler rennen über den Platz, meinen Vater hält es kaum auf dem Stuhl, er springt auf, schimpft, der Journalist fängt an, das Spiel zu kommentieren, er macht es gut, fast verschlucke ich mich vor Lachen. Unterdessen lassen sich die Italiener zurückfallen, die Franzosen treiben, doch keiner schießt ein Tor. Das Spiel geht in die Verlängerung, Zidane köpft den Ball, Gianluigi Buffon hält ihn. Der Journalist sagt etwas, mein Vater bekommt fast einen Lachkrampf, und ich lache, weil er zu komisch aussieht, wenn er sich freut. Und plötzlich ist mir, als würde der Boden unter meinen Füßen wegrutschen; wie oft wird es solche Momente noch geben?

Ich nehme noch ein Bier. Als Zidane Materazzi den Kopf gegen die Brust rammt, stockt allen der Atem. Als Zizou vom Spielfeld geht, sind alle sprachlos. Dann beginnt das Elfmeterschießen, Italien ist Weltmeister, überall ertönt Jubel, im Stadion freuen sich die Fans, die Franzosen sind traurig, einige weinen, ich trinke Bier, reihe mich ein in die Schlange, die durchs Zelt tanzt, lache, mein Vater lacht auch, und trotzdem – oder deswegen – frage ich mich, ob ich so fröhlich sein darf, während er, der mir liebste Mensch auf der Welt, so krank ist.

♦ ♦ ♦

»Mit einem sauberen Ansatz gibt man seinem Spiel Glanz«, sagt mein Vater. Ich bin vier Jahre, trage kurze Hosen, ein Hemd und einen Cowboyhut. Mit der rechten Hand stütze ich die Trompete, mit der linken fasse ich knapp unter dem Mundstück zu. Ich hole tief Luft, blähe beide Wangen, blase. Den Blick stier auf das Instrument gerichtet, gebe ich mir alle Mühe. Doch es ist nur ein helles Pusten zu hören.

Mein Vater lacht und macht ein Foto.

Er besitzt drei Trompeten, sie stehen in seinem Musikzimmer und glänzen und funkeln, wenn die Sonne durchs Fenster scheint. Sie sehen sehr schön aus, und ich schaue sie gern an.

»Mit einem sauberen Ansatz gibt man seinem Spiel Glanz«, sagt mein Vater. Ich bin erwachsen, als er mir von Harry James erzählt, einem amerikanischen Jazz-Trompeter. Ein schmaler Mann mit glänzendem Haar, der Sohn eines Zirkuskapellmeisters, der in den dreißiger Jahren in Tanzkapellen spielte, von Benny Goodman angeheuert wurde und schließlich eine eigene Big Band gründete. Mein Vater zeigt Fotos, auf denen Harry James, den Kopf leicht gesenkt, mit weichem Blick in die Kamera schaut. »Diese Pose habe ich vor dem Spiegel geübt.« Er setzt sich, die Trompete auf ein Bein gestützt, die Finger auf den Ventilen und schaut mich, den Kopf leicht gesenkt, mit weichem Blick an.

»War er dein Vorbild?«

»Mein großes Vorbild, so wie er wollte ich spielen. Von ihm stammt auch der Satz ›Mit einem sauberen Ansatz gibt man seinem Spiel Glanz‹.«

Mein Vater bekommt früh Unterricht, spielt im Posaunenchor, studiert klassische Trompete – berühmt wird er als Sänger. Doch nach seinem Schlaganfall ist es die Trompete, die ihn rettet, ihm hilft, ins Leben zurückzufinden. Er wird Trompeter bei *Hazy Osterwald and the Entertainers*, 1992 nimmt er eine CD mit dem Organisten Franz Lambert auf.

Von ihm lerne ich, was es bedeutet, Künstler zu sein.

Als Kind erlebe ich ihn auf der Bühne, als Erwachsene machen wir gemeinsam Musik. Er bucht mich als Chorsängerin, ich bitte ihn bei Konzerten als Stargast hinzu. Voller Lampenfieber sehe ich ihn hinter der Bühne auf und ab laufen, während im Saal zweitausend Menschen warten, er wippt mit den Beinen, trommelt mit den Fingern, spielt mit den Lippen eine imaginäre Trompete. Wenn er das Publikum dann gewinnt, es mitreißt, die Leute klatschen, er sie zum Schwärmen bringt, spüre ich die Euphorie. Von Kraft durchdrungen steht er vor seinen Fans. Er braucht ihre Anerkennung. Ihre Liebe ist sein Lebenselixier.

Doch ich spüre auch seine Unsicherheit, wenn der Erfolg ausbleibt, sehe, wie er sich zurückzieht und zweifelt, an sich, der Abfolge der Lieder, die er ausgewählt hat, den Arrangements.

Trotzdem steht er auf, geht wieder hinaus auf die Bühne, verletzlich und bloß – und gibt seinem Publikum, was er zu geben hat.

Er ist Künstler, durch und durch.

»Mit einem sauberen Ansatz gibt man seinem Spiel Glanz.« Ich bin erwachsen, als mir bewusst wird, wie vielseitig mein Vater ist. Man kennt ihn als Schlagersänger, doch er hat Unterhaltungsmusik komponiert, klassische Musik, sogar einen Marsch, hat Musicals gesungen, spielt Swing und Jazz wie sein Vorbild Harry James. Er hat Millionen Platten verkauft, ist vor Millionen Menschen aufgetreten. Vielleicht hätte er mehr aus sich machen können; doch er ist uneitel, und er dachte nie strategisch. Er ist sich treu geblieben. Ihm kommen immer noch Tränen, wenn er eine schöne Harmonie hört. Er hat Humor und ein unerschütterliches Vertrauen, dass es immer weitergeht; auch das habe ich von ihm gelernt. Er ist nie arrogant geworden und immer bereit, anderen zu helfen. Er hat ein großes Herz.

Auch das macht einen guten Musiker aus.

◆ ◆ ◆

Im August ist meine Freundin Julie geschäftlich in Europa. Sie macht einen Abstecher nach Deutschland, und wir treffen uns in Hamburg.

Mit offenem Verdeck fahren wir vom Flughafen ins Zentrum. Wir hören *The Doors*, und sie erzählt von ihrer Firma, ihrer Freundin, den Hunden zu Hause in Los Angeles. Dann fragt sie: *»How are you, Ouzi? And how is Peter?«*

Ich sage, dass es uns gut geht, dass ich viel arbeite und meinen Vater in die Klinik begleite, wann immer es möglich ist. »Angelika oder ich, eine ist immer bei ihm. Er kann nicht allein sein.«

»Well, I know that …« Sie lacht. Julie kennt meinen Vater beinahe so lange wie mich; *I like Peter*, sagte sie spontan, als sie ihm zum ersten Mal begegnete.

Ich blinke und biege in einen Kreisel. Ein Lastwagen parkt auf der Fahrspur, und als ich ihn überhole, startet der Fahrer den Motor. Eine schwarze Rußwolke hüllt uns ein. Ich zeige den Finger, aber wahrscheinlich sieht der Fahrer es gar nicht, also gebe ich Gas, blinke und wechsle auf die Abbiegerspur. Vor uns liegt, von ausladenden alten Bäumen verdeckt, die Alster. Ich fahre über eine Brücke und parke an einem Anleger. Das Wasser glitzert in der Sonne, Segelboote gleiten vorm Ostufer entlang. Ein Kanu schießt unter der Brücke vor, und ein Schwan reckt wütend seinen langen Hals und faucht. Wir setzen uns in zwei Liegestühle und bestellen Kaffee, Wasser, Obstsalat und Eis.

Julie cremt sich die Lippen ein und setzt ihre Sonnenbrille auf. Ich sehe ihr zu und spüre eine tiefe Freude. Als ich Los Angeles verließ und nach Deutschland zurückkehrte, schworen wir, uns jedes Jahr mindestens ein Mal zu besuchen; wir haben es all die Jahre getan.

»Oh Ouzi, is' das nickt eine schöne Wettärr?« Julie grinst. Mein Vater und ich haben ihr ein bisschen Deutsch beigebracht.

»Ja, das is' eine wunderbare Wettärr!«, sage ich.

Dann fragt sie noch einmal, wie es meinem Vater geht.

Ich erzähle, dass er seit einem Vierteljahr immer wieder für mehrere Tage in die Klinik fährt, Hyperthermie- und andere Behandlungen bekommt und auch die leichte Chemotherapie gut vertragen hat. Ich erzähle, dass die Tumormarkerwerte gefallen sind und im September die nächste Computertomografie stattfinden wird, um zu sehen, ob Tumor und Metastasen sich zurückgebildet haben. Ich erzähle, dass er wenig isst und Angelika inzwischen bei allem, was sie kocht, Sahne hinzugibt, damit er nicht weiter an Gewicht verliert. Ich erzähle, dass er oft unterwegs ist, Tennis spielt, Freunde trifft, zum Fußball geht. Dass er lebt, als sei er gesund, obwohl ich täglich anrufe und ihn ermahne, sich zu schonen.

Sie fragt, ob sie etwas tun kann.

Ich sage, wir hätten alles im Griff.

Abends gehen wir zu einer Filmpremiere. Obwohl Julie in Los Angeles lebt, hat sie mit dem Filmgeschäft nichts zu tun, doch es amüsiert sie, mit mir über den roten Teppich zu laufen, zu posieren und in Kameras zu lächeln. Bevor der Film beginnt, verschwinden wir unauffällig und fahren an die Elbe, wo mein Vater und seine Frau in einem Restaurant auf uns warten.

Ich parke am Stromkilometer 626. Unmittelbar vor uns wird ein riesiges Containerschiff von Hafenschleppern zum Kai bugsiert. Wir laufen die Treppe hoch, und der Besitzer, ein Freund meines Vaters, empfängt uns. Es ist ein traditionelles Fischrestaurant, in dem Politprominenz und Popstars verkehren, schon Boris Becker und Michail Gorbatschow, Sean Connery und Placido Domingo haben hier gegessen, und es ist genau diese Mischung aus Glamour und gediegenem Ambiente, die mein Vater mag. Ein Kellner in weißem Hemd und orangefarbener Krawatte begleitet uns auf die Terrasse.

»Welcome Julie«, sagt mein Vater und steht auf.

»Hi Peter, how are you?« Julie umarmt ihn. Einen Moment sehe ich den Schreck in ihren Augen, dann lacht sie wieder. Sie küsst meinen Vater, begrüßt Angelika, und wir setzen uns. Die gestärkte weiße Tischdecke leuchtet in der Abendsonne, das Silber funkelt, und gegenüber am Kai hieven Ladekräne Container aus dem Bauch eines chinesischen Frachters. Es duftet nach Fisch und Knoblauch und Rosmarin, und ich merke, dass ich Hunger habe. Der Kellner bringt die Karten und ein Tablett mit Gläsern. »Die Aperitifs gehen aufs Haus.«

Wir prosten dem Besitzer zu, der im Türrahmen steht und mit einem Gast spricht.

Die Luft ist lau, der Fisch vorzüglich, die Kulisse wunderschön, und das Gespräch fließt dahin, mal auf Englisch, mal auf Deutsch, mein Vater schlägt sich wacker, und wenn es nötig ist, übersetze ich. Wir reden über die Fußball-Weltmeisterschaft, über den Sommer, über die Filmpremiere, die nun ohne uns stattfindet, und über Julies Termine in Europa. Über die Krankheit sprechen wir nicht.

Erst als wir ins Bett gehen, sagt Julie, dass ihr nicht klar war, dass es so schlimm um meinen Vater stehe.

»Aber er sieht doch gut aus«, sage ich.

Julie schaut mich an. *»Oh, Ouzi …«* Sie streicht über mein Haar und umarmt mich.

In der Nacht schlafe ich unruhig. Ich träume von einer Krake, die aus der Elbe steigt, an Land geht und mir überallhin folgt. Sie steht hinter mir, während ich im Supermarkt an der Kasse warte. Sie sitzt mir im Restaurant gegenüber. Sie rückt die Träger meines Kleides zurecht, als ich mich anziehe. Sie läuft neben mir über einen roten Teppich. Ich versuche, sie loszuwerden, schlage, schreie, doch je heftiger ich mich wehre, desto größer wird sie.

Beim Frühstück fragt Julie, wie wir die Behandlung bezahlen. Ich erzähle von Gudrun, Vaters alter Freundin. *»She is …«* Ich überlege, was Schutzengel auf Englisch heißt, doch Julie nickt. Ich erzähle von den Krankenkassenangestellten, die sich weigerten, meinem Vater Kosten einer Hyperthermie zu erstatten, schließlich gäbe es Chemo- und Strahlentherapien. *»My father would already be dead if we had decided to start a chemotherapy.«* Ich bin überzeugt, dass mein Vater nicht mehr leben würde, wenn wir uns für eine konventionelle Chemotherapie entschieden hätten. Eine Patientin, die ihre Diagnose zur selben Zeit bekam, ist vor einem Monat gestorben – acht Wochen nachdem sie eine Chemotherapie bei Professor Köhler begonnen hatte.

Ich nehme ein Messer und zerteile einen Apfel. Julie schenkt Tee nach. Ich sage, dass sich in Deutschland, dem

Land, das wegen seines Sozialversicherungssystems lange Zeit weltweit als Vorbild galt, faktisch eine Zweiklassenmedizin etabliere. Mein Vater lebt – weil ich herausgefunden habe, welche alternativen Therapien es gibt, und weil er privat behandelt wird!

Julie hört zu. In Amerika verschulden sich Leute, weil sie Zahnschmerzen haben und neue Füllungen brauchen. Was ich erzähle, ist ihr nicht neu.

Ich beiße in einen Apfelschnitz. Ich sage, mein Vater lebe, weil er das Glück habe, mit einem Krebsforscher befreundet zu sein, der uns berate und unterstütze. Jedes Mal, wenn er seine Versicherungskarte herauszog, wurde er behandelt wie ein Mensch zweiter Klasse. Ich spucke einen Apfelkern aus. Nicht einmal prominent zu sein helfe, füge ich sarkastisch hinzu. Julie streicht Marmelade auf ihr Brötchen und beißt hinein. *»Is it true?«*

»Ja, das ist wahr«, sage ich und berichte von einem Buch, das Professor Talmann kopiert hat, weil es nicht mehr lieferbar ist. Es ist 1986 erschienen und zeigt, dass seit Langem viel Geld in die Krebsforschung gesteckt wird und trotzdem immer mehr Patienten an Krebs sterben. Dahinter steckten Intrigen und Millionengeschäfte. Ein schulmedizinisches Establishment aus Ärzten und Pharmakonzernen unterdrücke gezielt alternative Therapien und neue Ansätze in der Krebsbekämpfung. Außerdem habe ich im Internet Berichte gelesen, wonach Mitarbeiter von Pharmafirmen sich unter Decknamen in Krebs-Foren anmeldeten, ein oder zwei Mal auftauchten und von großartigen Erfolgen ihrer Frauen-Männer-Schwester-Brüder-Väter-Mütter mit dem Sowieso-Medikament berichteten.

»It sounds like a cancer-mafia …«

Ich nicke.

Julie trinkt ihren Tee aus. Sie sieht mich an, dann steht sie auf und umarmt mich.

Sie sagt, dass sie immer für mich da sein wird.

Die ausladenden Äste der Buchen bilden ein Dach über unseren Köpfen, die Straße windet sich sanft dahin. Vögel singen, es riecht nach feuchtem Gras und nassem Boden. Ich wippe mit den Füßen im Takt zu *Zieh die Schuh' aus* von Roger Cicero.

»Der Mann ist ein richtig guter Musiker, er hat das Talent seines Vaters geerbt.« Mein Vater schiebt ein Kaugummi in den Mund.

»Du hast mit ihm gespielt, oder?«

Er nickt. »Eugen Cicero war ein begnadeter Pianist. Man nannte ihn *Mister Golden Hands*, das sagt alles.«

»Ich habe mal gelesen, dass er aus Rumänien flüchten musste, weil die Kommunisten keinen Jazz und keinen Swing duldeten.«

»Ja, und Debussy und Rachmaninow waren auch verpönt. Eugen Cicero hat dann als junger Mann während einer Tournee von Ost-Berlin in den Westen rübergemacht.«

»Seine Heimat zu verlassen, weil Musik verboten ist – das ist wirklich eine groteske Vorstellung.« Ich summe mit und freue mich auf den Refrain und die Stelle, an der die Big Band einsetzt. Eine Weile hängen wir beide unseren Gedanken nach, während auf den Weiden einzelne Kühe grasen und Vogelschwärme Richtung Süden vorüberziehen. Milchiges Licht liegt über der Landschaft, und vom Boden steigt Dunst auf.

»Die Baustelle ist weg«, sagt mein Vater, als wir an einem Bauernhof vorbeifahren. An einem Baumstamm lehnen rotweiße Gitter, die den Sommer über die Hälfte der Straße absperrten.

»Weißt du was?« Er zieht die Schultern hoch, und ich weiß, er wird etwas Lustiges erzählen. »In der Klinik gibt es eine neue Schwester, Schwester Olga. Sie kommt aus Russland. Als ich letztes Mal dort war, kam sie morgens ins Zimmer und sagte: ›Guten Morgen, Herr Beil.‹« Mein Vater ahmt einen russisch-deutschen Akzent nach. »Gleich bekommen Sie Beruhigungsmittel, aber erstmal ficken.«

»Bitte?«

»Hab ich auch gesagt. Aber sie meinte: ›Kommen Sie, erstmal ficken.‹ Ich bin aufgestanden und habe gefragt: ›Wirklich? Auf nüchternen Magen?‹ Sie winkte, ich solle ihr folgen. ›Schnell ficken, dann Spritze.‹« Mein Vater lacht und zieht die Schultern hoch vor Freude. »Ich folge ihr also ins Behandlungszimmer, und was meinst du, was passiert ist?«

»Erzähl es mir.«

»Sie deutete auf eine Waage und sagte: ›Bitte – ficken!‹« Mein Vater schlägt sich auf die Schenkel. »Ich habe mich auf die Waage gestellt und erklärt, dass es wie-gen heißt. *Wie-gen*.«

Ich lache, bis mir der Bauch wehtut.

Im Ort ist Markttag. Frauen mit Einkaufskörben laufen über den Platz, ein Händler hat riesige Kürbisse auf dem Pflaster vor seinem Stand ausgebreitet. Mein Vater folgt der Hauptstraße, blinkt, fährt die Auffahrt zur Klinik hinauf, spuckt sein Kaugummi aus dem Fenster. Eingehakt gehen wir über den Parkplatz, und ich bemerke, wie vertraut mir dieser Weg inzwischen ist.

»Guten Tag«, sagt die Dame am Empfang. »Sie können gleich durchgehen, wenn Sie möchten.«

Wir laufen durchs Foyer, den breiten Flur entlang, vorbei am Café, dem Sauerstoff-Garten, dem Springbrunnen. Wir klopfen und hören Professor Abels Stimme, die »Herein« ruft.

Er kommt uns entgegen. Sein Zimmer ist von goldenem Licht durchflutet. Die mächtigen Stämme der Eichen vor seinen Fenstern werfen Schatten an die Wände. »Wie geht es Ihnen?«

»Gut«, sagt mein Vater. »Bestens.«

»Das freut mich. Bitte setzen Sie sich.« Professor Abel greift nach einer Mineralwasserflasche. »Kann ich Ihnen etwas zu trinken anbieten?«

»Ja, gern.« Mein Vater nimmt ein Glas.

»Ihr Befund ist gestern gekommen«, sagt der Professor, geht zu seinem Schreibtisch und nimmt einen Umschlag. Er öffnet ihn, und ich erkenne den schwarz-roten Briefkopf der Röntgenpraxis, in der mein Vater im April seine Diagnose ausgehändigt bekam.

Mein Vater räuspert sich. Er sitzt zurückgelehnt auf dem Sofa, die Hände im Schoß. Ich streiche mir die Haare aus dem Gesicht und schlage die Beine übereinander.

Professor Abel zieht einen Sessel heran und setzt sich. Er überfliegt die Seiten. Er zieht den silbernen Drehbleistift aus seiner Brusttasche. »Die Kollegen haben einen Pleuraerguss in Ihrer Brust diagnostiziert. Das kommt bei Tumorerkrankungen häufiger vor – im Brustkorb, zwischen Lunge und Rippen, bildet sich Flüssigkeit. Der Volksmund nennt das Wasser in der Lunge, was medizinisch nicht ganz korrekt ist.«

Ein Schatten fällt auf das Gesicht meines Vaters.

»Es ist nicht so schlimm, wie es im ersten Moment klingt. Wir können Ihnen Medikamente geben. Sollte sich der Erguss ausdehnen und sollten Sie Atembeschwerden bekommen, können wir eine Punktion durchführen.«

Ich streiche eine Strähne hinters Ohr. »Was bedeutet das? Woher rührt dieser Pleuraerguss?«

Professor Abel lehnt sich zurück. »Solche Ergüsse können verschiedene Ursachen haben – Entzündungen, eine Herzschwäche, einen Tumor. Aber …« Er gestikuliert mit dem Stift, als wolle er die Bedeutung seiner Worte unterstreichen. »Wir können diesen Pleuraerguss behandeln.«

Mein Vater räuspert sich. Er greift in seine Tasche, holt ein Päckchen Kaugummi heraus. Dann steckt er es wieder ein, als habe er vergessen, was er tun wollte. Ich räuspere mich. Ich reibe meine Hände; sie sind feucht. Draußen fällt ein Blatt von einem Zweig und trudelt langsam zu Boden. Professor Abel beugt sich vor und legt seine Hand auf den Arm meines Vaters. »Das bekommen wir in den Griff, Herr Beil.«

»Ja …«, sagt mein Vater. »In den Griff …«

Ich zögere, beiße mir auf die Lippe. »Und der Tumor?« Ich erschrecke, weil die Worte so laut durch den Raum klingen.

Der Professor lehnt sich zurück. »Der Tumor ist nicht gewachsen.« Er streicht einen Fussel von seinem Kittel. Draußen kreischt ein Vogel. »Er ist aber auch nicht kleiner geworden.«

Ich schlucke. »Und die Metastasen?«

»Die Metastasen in der Brust, im Bauch und am Hals sind etwas größer geworden.«

Mein Vater räuspert sich. Das Geräusch hallt in meinen Ohren.

»Wissen Sie, was gut ist an diesem Befund?«, fragt Professor Abel und schaut meinen Vater an. »Die Metastasen haben sich nicht ausgebreitet. Es sind keine anderen Organe befallen.« Er sieht mich an, mit festem Blick. »Das ist sehr gut.«

»Ja, natürlich …« Meine Hände sind kalt.

»Ich denke, wir sollten mit den Hyperthermie-Behandlungen fortfahren und gegebenenfalls die Dosierung der Chemotherapie etwas verändern. Wir werden schauen, wie der

Körper reagiert. Und wir werden uns um den Pleuraerguss kümmern.« Professor Abel hält inne, schaut meinen Vater an, dann mich. »Es gibt immer Alternativen.« Seine Stimme klingt zuversichtlich. »Es gibt immer einen Weg.«

Ich nicke. Mein Vater nickt; doch er hört nicht mehr zu. Der Professor scheint zu spüren, dass er nicht wissen will, wie es um ihn steht. Er steckt seinen Stift in die Brusttasche seines Kittels, steht auf und schließt das Fenster. Auch ich, die ich mich wochenlang durchs Internet gewühlt habe, um zu erfahren, womit wir es zu tun haben, klammere mich an seine Worte – »nicht gewachsen«, »sehr gut«, »Alternativen« –, halte mich an ihnen fest, weil sie einen Ausweg versprechen.

Kurz darauf verabschieden wir uns. Mein Vater hat einen Behandlungstermin. Ich hake mich bei ihm ein. »Fesi, lass den Kopf nicht hängen. Du hast doch gehört, was der Professor gesagt hat: Es haben sich keine Metastasen in anderen Organen gebildet. Das ist eine gute Nachricht. Das ist richtig super!« Meine Stimme klingt fröhlich. »Auch in den Knochen hat man nichts gefunden. Das ist ein Glück, ein richtig großes Glück!«

»Ja … ja, du hast recht. Das ist ein Glück.«

»Fesi, wir schaffen das. Wir dürfen jetzt nicht den Mut verlieren. Schau, du siehst immer noch richtig gut aus. Die Behandlungen tun dir gut, du hast die Chemotherapie prima vertragen – du hast nicht tagelang kotzend über Eimern gehangen, sondern wir haben deinen Geburtstag gefeiert! Wir haben an der Elbe gesessen und Fisch gegessen. Wir haben unsere Runden um die Alster gedreht. Wir lassen uns nicht unterkriegen, Fesi. Wir ziehen das durch, und am Ende gewinnen wir, du wirst sehen.«

»Ja …«

Wir stehen vor dem Hyperthermie-Therapieraum, die Tür ist angelehnt. »Kommen Sie rein, ich habe schon alles vorbereitet …« Der Ton, der keinen Widerspruch duldet.

»Willst du nicht ein Stück Kuchen essen gehen?« Mein Vater nimmt meine Hand.

Ich will sagen »Nein, ich will bei dir bleiben«, doch ich spüre, er möchte allein sein. Ich küsse ihn und sage: »Ich werde im Café auf dich warten.«

Er dreht sich um, geht ins Behandlungszimmer und schließt die Tür. Er bewegt sich, als sei er plötzlich gealtert.

Im Café kaufe ich eine Tüte Apfelchips und einen Anti-Stress-Tee und setze mich an den Springbrunnen. Meine Hände sind kalt, und ich halte den Becher fest, um sie zu wärmen.

Der Springbrunnen steht in einem Bassin, das von einem niedrigen hölzernen Rand umgeben ist. In der Mitte ist das Wasser hell und bewegt, zu den Rändern hin wird es still und dunkel. Ein paar Seerosen blühen und eine Lotusblume. Der Brunnen wirkt streng und schön zugleich, wie ein japanischer Garten.

Ich trinke einen Schluck Tee.

Es ist ruhig im Café, um diese Zeit haben die meisten Patienten Behandlungen. Ein älterer Mann sitzt an einem Tisch am Fenster und liest Zeitung. Die Frau am Buffet trocknet Gläser ab. Ich schaue auf das Wasser, auf die Stelle, wo der Strahl der Fontäne herabfällt, auf die Tropfen, die zur Seite spritzen, die Kreise, die sich bilden, sich weiten, bis sie kaum mehr zu sehen sind.

In all den Wochen habe ich inständig gehofft, der Tumor und die Metastasen würden sich zurückbilden. Oder zumindest nicht wachsen.

Machen wir uns etwas vor?

Mir ist kalt.

Ich trinke meinen Tee aus, esse die letzten Apfelchips und gehe zum Auto. Ich nehme eine Sporthose aus meiner Tasche, ein dünnes Fleece und meine Laufschuhe. Ich ziehe mich um und hinterlasse im Café und am Empfang eine Nachricht für meinen Vater.

Gleich hinter der Klinik führt ein Weg in den Wald. Ich laufe los. Der Boden ist weich, ich spüre, wie meine Schritte federn. Ein Eichhörnchen schießt einen Baum hinauf und lässt eine Eichel fallen. Der Pfad windet sich zwischen uralten Bäumen hindurch, ihre Kronen sind dicht, nur ab und zu blitzt ein Stück Himmel durch. Im Unterholz wuchern Sträucher und Büsche. Unter einer ausladenden Hainbuche liegt ein morscher Baumstamm. Zweige hängen bis zum Boden, manche Bäume sind schief, manche hat ein Blitz gespalten, Äste sind knorrig, verwachsen, seltsam in sich gedreht. Alles sieht aus, als hätte nie eine Menschenhand in den Lauf der Natur eingegriffen. Ein dicker Ast liegt mitten auf dem Weg, Moos hat sich auf ihm gebildet, Efeu überzieht ihn. Ich springe darüber und laufe weiter.

An einer Gabelung zögere ich. Dann nehme ich den rechten, den breiteren Weg. Er führt auf eine Lichtung, sie liegt im Schatten, die Sonne steht schon tief. Ich laufe in gleichmäßigem Tempo weiter, höre den Rhythmus meiner Schritte und die Vögel, die um mich herum trillern und tschilpen. Der einzige, den ich erkenne, ist ein Eichelhäher, sein lauter Alarmruf, der alle warnt. Ein Hase schießt aus dem Unterholz und jagt Haken schlagend davon. Ich laufe weiter, laufe und laufe und denke an meinen Vater, fast ist es, als führe er auf seinem Fahrrad neben mir her. Ich laufe und laufe, und mit jedem Meter lösen sich Worte und Sätze, die sich in meinem Hirn verkrallt haben. *Der Tumor ist nicht geschrumpft … Die Metastasen sind gewachsen … Es hat sich ein Pleuraerguss gebildet* … Ich laufe und laufe und spüre, wie die Angst nachlässt. Ich laufe und laufe, und mit jedem Schritt rücken Dinge an ihren Platz. Ja, der Tumor ist nicht geschrumpft, und die Metastasen sind gewachsen, doch wir werden mit der Hyperthermie-Behandlung fortfahren, vielleicht die Dosierung verändern, vielleicht eine Ganzkörper-Hyperthermie machen. Der Professor sagt, es gibt einen Weg, ich vertraue ihm, er weiß, was er tut, er ist erfahren und mitfühlend, er wird uns unterstützen, er sieht die Richtung, in die wir weitergehen werden, er nimmt uns mit, er steht uns bei.

Wir werden es schaffen.

Eine Windböe fährt durch das Unterholz, und die Wedel der mächtigen Farne bewegen sich leise. Eine Eichel fällt herab, vor mir auf den Weg, ich trete darauf, sie knackt unter meinem Schritt. Es ist ein Glück, hat der Professor gesagt, dass sich keine neuen Metastasen gebildet haben, dass keine anderen Organe befallen sind. Ich laufe und laufe, und plötzlich fühle ich mich seltsam leicht, ich bin erleichtert, es ist wirklich ein ungeheures Glück, es breitet sich in meinem Körper aus, dieses Glück, füllt meinen Kopf, mein Herz, meine Seele, meinen Geist, es ergreift Besitz von mir, es zieht Kreise, wie das Wasser des Springbrunnens, bis es langsam an meinen Rändern ankommt.

Wir werden es schaffen.

Ich laufe und laufe, und als ich aus dem Wald auftauche, habe ich etwas hinter mir gelassen.

Als ich den Sauerstoff-Garten betrete, ist mein Vater wie ausgewechselt.

Er unterhält sich mit einem jungen Mann mit schwarzem Haar und einem Blick, dessen Intensität mich verwirrt. *»Muy bien«*, sagt mein Vater. *»Muy bien!* Sehr gut!«

Da begreife ich. »Sie sind das?« Ich spüre ein warmes Gefühl im Bauch. »Sie haben sich aber gut erholt!«

»Er hat zwölf Kilo zugenommen. Sieht er nicht aus wie ein junger Gott?« Mein Vater knufft ihn vorsichtig in die Seite, als könne er immer noch zerspringen, sobald man ihn berührt. Der Spanier lacht und sagt etwas zu seiner Freundin, die seine Hand hält und erzählt, der Koch habe jeden Tag frischen Fisch bereitet und ihren Freund mit einer speziellen Diät aufgepäppelt.

»Muy bien«, sagt mein Vater und streckt beide Daumen nach oben. Ein Mann, der neben meinem Vater liegt, in Trainingshosen und mit einer etwas altmodischen Brille, lächelt; in seinem Lächeln liegen Freude und Schmerz.

»Muy bien«, sage ich und nicke.

Mein Vater steht auf. »Gibst du mir bitte mal den Autoschlüssel?«

Ich grabe in meiner Handtasche. »Kannst du meine Laufsachen mitnehmen?«

»Warst du laufen?«

»Ja, und es hat gut getan. Außerdem muss ich trainieren.«

»Meine Tochter wird nämlich im November beim New York Marathon mitlaufen«, erklärt mein Vater in die Runde. Der Mann mit der Brille zieht eine Augenbraue hoch.

»Fesi«, zische ich. »Danach hat niemand gefragt.«

»Gut, dann gehe ich jetzt. Bin gleich wieder da.« Mit festem Schritt geht er zur Tür.

»Sind Sie schon fertig mit der Behandlung?«, frage ich, denn die Männer halten ihre Sauerstoffmasken in den Händen.

»Sí.«

Der Mann mit der Brille nickt.

Ich erkundige mich nach Hilda aus New York, die wir bei unserem ersten Besuch kennengelernt haben. Sie ist vor ein paar Tagen abgereist. »Die nimmt kein Blatt vor den Mund«, sagt der Mann mit der Brille und zieht den Kopf ein.

»Wie lange sind Sie schon hier?«, frage ich.

»Seit vorgestern. Vor einem Monat wurde ich zum ersten Mal behandelt, dies ist mein dritter Aufenthalt.«

Der Spanier sagt etwas, und als seine Freundin gerade übersetzen will, kommt mein Vater zurück. Er hat Zeitungen mitgebracht, und zwei reicht er dem Spanier, eine Ausgabe von *El País* und eine spanische Sportzeitung. *»Gracias, muchas gracias* – vielen Dank!«

»Wo hast du die her?«, frage ich.

»Habe ich in Hamburg gekauft, in der Bahnhofsbuchhandlung.«

Das Mädchen steht auf und küsst meinen Vater auf beide Wangen. *»Muchas gracias«*, sagt sie. Mein Vater zieht die Schultern hoch, wie immer wenn er sich freut.

Das Mädchen schaut auf die Uhr. Sie sagt etwas zu ihrem Freund. Er schlägt die Decke zurück, schlüpft in seine Pantoffeln und steht auf. Er hat ein schönes Gesicht, und während ich ihm zusehe, legt sich die Erinnerung an jenen Nachmittag im Café darüber, seine eingefallenen Wangen, die tief liegenden Augen. Eine Welle der Dankbarkeit überkommt mich und der Wunsch, auch mein Vater möge diese Klinik eines Tages gesund verlassen.

»Adiós, Señor«, sagt der Spanier und schüttelt meinem Vater die Hand. »Auf Wiedersehen …«

»Adiós«, antwortet mein Vater. *»Hasta mañana* – bis morgen.«

Wir winken, während die beiden langsam zur Tür gehen.

Ich strecke mich auf der Liege aus, auf der das Mädchen gesessen hat und auf die die letzten Strahlen der untergehenden Sonne fallen.

»Woher kommen Sie«, fragt mein Vater den Mann mit der Brille, der nun zwischen uns liegt.

»Aus Bremen.« Er schiebt die Hände in die Taschen seiner Trainingshose. Er hat große Ohren, und sein graues Haar ist sehr akkurat geschnitten.

»Letzten Sommer war ich in Bremen«, sagt mein Vater. »Bei einem Konzert. Eine Kapelle hat einen Marsch gespielt, den ich komponiert habe.«

»Sie?«

»Ja«, sagt mein Vater, etwas verblüfft. »Ich bin Musiker.«

»Sie?« Der Mann sieht ihn an, als habe er gesagt, er käme vom Mond. »Das ist ein Ding ...« Er richtet sich auf, es kostet ihn Mühe. Seine Handgelenke sind schmal, seine Arme kraftlos.

»Was ist erstaunlich daran, wenn ein Musiker einen Marsch komponiert?«, frage ich.

»Nichts ...« Der Mann schiebt seine Brille hoch. »Nur, dass ich auch dort war. Ich habe gespielt.«

»Sie haben meinen Marsch gespielt?«

»Wahrscheinlich. Wie heißt das Stück?«

»Musikparadenmarsch. Ich habe ihn komponiert und bei meinem Freund Frank Zander verlegt.«

»Donnerwetter. Wer hätte gedacht, dass wir uns einmal begegnen.«

»Und noch dazu an so einem Ort.«

Der Mann lässt sich zurücksinken. »Das war ein wunderbares Konzert ...«

»Ja«, sagt mein Vater. «Sehr gute Musiker und ein Sound – rammdadadammm, rammdadadammmm, durch den ganzen Saal!« Er strahlt, als würde er es noch einmal erleben. »Das war großartig.«

Der Mann lächelt, dieses Lächeln voller Schmerz. »Damals wusste ich noch nicht, dass ich Leberkrebs habe«, sagt er leise.

»Ohh …«, sagt mein Vater. Und räuspert sich. Er sitzt da, als wäre er vollkommen gesund; neben dem blassen, geschwächten Mann strotzt er vor Kraft und Gesundheit.

»Ein paar Wochen nach dem Konzert habe ich es erfahren. Die Ärzte sagen, es wird nicht mehr lange dauern.« Er schiebt seine Brille zurück. »Aber ich habe Geld gehabt, und bevor ich sterbe, werde ich noch einmal eine Reise machen.«

Etwas Schweres legt sich auf meine Brust. »Wohin wollen Sie fahren?«, frage ich betont munter.

»Vielleicht nach Italien. Ich möchte noch einmal nach Mailand in die Scala. Und nach Verona, in die Arena di Verona.«

»Das ist eine gute Idee«, sagt mein Vater. Seine Stimme verrät, dass er dieses Gespräch nicht führen möchte.

»Wissen Sie, ich hatte nicht viel Glück im Leben. Mit Frauen hat es nie geklappt, ich habe keine Kinder – nur die Musik. Ich bin noch nicht einmal alt, im Januar werde ich sechzig.« Er schließt seine Augen. »Einmal mache ich noch etwas ganz Großes.«

Meinem Vater steht der Schreck ins Gesicht geschrieben. Auch mir ist unbehaglich, doch ich frage den Mann nach seinen Reiseplänen und plaudere, bis wir zur nächsten Behandlung müssen.

Abends fahren wir an die Nordsee.

Das Meer ist kabbelig, es geht ein frischer Wind. Im Leuchtturm blinkt Licht, und die Eisbude hat schon geschlossen, auch der Kiosk, an dem mein Vater sonst Zeitungen kauft, um zu gucken, ob etwas über mich drin steht. Wir laufen die Strandpromenade entlang und gehen in unser Stammlokal. Die Wirtin begrüßt uns. Ohne dass wir etwas sagen, bringt sie eine Flasche Mineralwasser und zwei Gläser und macht einen Strich auf der Papiertischdecke. Sie empfiehlt frischen Seebarsch, und wir bestellen zwei Portionen.

Wir schauen hinaus zum Leuchtturm, den die Flut umspült. Keiner von uns sagt etwas.

»Waren Sie inzwischen mal draußen«, fragt die Frau, als sie das Essen bringt.

»Nein«, sagt mein Vater und schaut mich an. Ich zucke mit den Schultern.

»Ist ein schöner Ausflug. Die meisten Touristen kommen begeistert zurück.«

»Dann machen wir das noch«, sagt mein Vater, räuspert sich und prostet mir zu.

Ich wickle das Besteck aus der Serviette und fange an, den Fisch zu zerlegen.

Mein Vater zerteilt eine Kartoffel.

»Der Fisch ist köstlich«, sage ich mit vollem Mund.

Er träufelt etwas Zitrone über seinen Seebarsch, salzt nach und sieht aus dem Fenster.

»Willst du nicht essen?«

»Ich habe keinen Hunger.«

»Probier zumindest ein bisschen. Nur ein Stückchen – damit die Wirtin und der Koch nicht beleidigt sind.«

Mein Vater schiebt ein Stück Fisch in den Mund, kaut.

»Köstlich, oder?«

Er nickt.

»Sollen wir noch in die Bahnhofsbäckerei fahren? Möchtest du ein Stück Kuchen?«

»Nein, danke.« Er räuspert sich. »Ich habe keinen Hunger.«

»Nicht einmal ein bisschen Appetit?«

Er schüttelt den Kopf. Draußen schreit eine Möwe. Am Horizont erhebt sich ein weißer Mond, eine schmale Sichel.

Als die Wirtin abräumt, hat mein Vater nicht einmal die Hälfte seines Barschs gegessen. »Hast es Ihnen nicht geschmeckt?«

»Doch ausgezeichnet, wie immer. Aber ich habe etwas mit dem Magen.«

»Ich bringe Ihnen einen Schnaps.«

»Nein, nicht nötig.«

»Schnaps hilft immer, wenn man es mit dem Magen hat. Schnaps oder Rum, das wissen alle Seeleute.«

Sie trägt die Teller in die Küche und kommt kurz darauf mit zwei vereisten Gläsern zurück. »Das wird Sie kurieren.«

Als sie in der Küche verschwindet, trinke ich beide Gläser aus.

»Danke«, sagt mein Vater.

»Für dich tue ich alles.«

Ich bezahle, und wir verabschieden uns.

Wir laufen vor zur Strandpromenade und bleiben am Geländer stehen. Im Hafen liegen drei Boote, Seile schlagen gegen die Masten. Eine Möwe steht in der Luft, trotzt dem Wind. »Es ist kühl geworden«, sagt mein Vater und schlägt seinen Kragen hoch.

»Ja«, sage ich und denke an die Sommerabende, die wir hier verbracht haben, als wären wir in den Ferien.

»Lass uns zurückfahren.«

»Ja«, sage ich und hake mich unter.

Wieder in Berlin rufe ich Professor Talmann an. Ich erreiche ihn auf dem Flughafen in New York, wo er auf einen Anschlussflug nach Philadelphia wartet.

»Ei, Frau Beil, ein Pleuraerguss ist keine Seltenheit bei einem Lungenkarzinom. Aber das ist kein Grund zu verzweifeln, so etwas lässt sich behandeln. Man kann die Lunge punktieren. Dabei führt der Arzt eine Nadel zwischen den unteren Rippen ein und entnimmt Flüssigkeit. Im Labor lässt sich anhand einer Probe klären, was die genaue Ursache des Ergusses ist.«

»Kann es sein, dass nicht der Tumor für den Pleuraerguss verantwortlich ist?«

»Das ist möglich. Herzschwäche kann einen Pleuraerguss verursachen, Entzündungen wie Tuberkulose oder Lungenentzündung, oder eine Lungenembolie, ein Trauma, Rheuma, Nierenerkrankungen, Leberzirrhose, eine Bauchspeicheldrüsenentzündung. Das muss man klären. Bei ihrem Vater wird wahrscheinlich der Tumor der Grund sein.« Eine Stimme im Hintergrund ruft einen Flug auf.

Ich streiche die Haare aus dem Gesicht. »Was können wir tun?«

»Ei, Frau Beil, es gibt verschiedene Möglichkeiten. Leidet Ihr Vater unter Atemnot oder Schmerzen, hat er ein Engegefühl in der Brust?«

»Ein bisschen. Außerdem hustet er und räuspert sich häufig.« Ich ziehe einen Stuhl heran und setze mich. »Und … – na ja, wenn er atmet, dann rasselt manchmal seine Lunge.« Die Verbindung ist schlecht, es rauscht und knistert im Hörer.

»Es gibt Medikamente, die die Symptome lindern. Wenn der Erguss sich ausweitet, sollte man punktieren, und wenn er sich nicht zurückbildet, kann man auch über eine Thoraxsaugdrainage nachdenken. Dabei wird eine Nadel mit einem Gummirohr daran eingebracht, sodass die Flüssigkeit ständig ablaufen kann.«

Ich zucke zusammen, allein die Vorstellung bereitet mir Schmerzen.

»Eine weitere Möglichkeit, vor allem, wenn die Krankheit, die den Erguss verursacht, schwer zu behandeln ist, ist eine

Pleurodese. Dabei werden die beiden Blätter des Brustfells künstlich verklebt, um eine erneute Flüssigkeitsansammlung zu verhindern.«

»Das sollten wir machen, das klingt gut.«

»Ei, Frau Beil, überstürzen Sie nichts. Besprechen Sie sich mit Professor Abel. Wahrscheinlich reicht es, zu punktieren.« Es knackt in der Leitung.

»Herr Professor?«

»Ja, ich bin noch dran. Mein Flug ist gerade aufgerufen worden.«

»Ich danke Ihnen. Ich bin so froh, dass Sie sich Zeit für uns nehmen.«

»Ei, Frau Beil, das ist doch selbstverständlich. Und …« Einen Moment klingt es, als sei die Verbindung unterbrochen. Dann höre ich seine Stimme wieder. »Das wunderbare Bild, das Sie mir geschenkt haben, gefällt mir wirklich sehr gut. Ich habe es in meinem Büro aufgehängt und freue mich immer wieder darüber.«

»Ei, Herr Professor, das war doch selbstverständlich …«

Ich höre, wie er gluckst.

»Aber eine Bitte habe ich noch, Herr Professor. Dürfte ich Ihnen den Befund schicken und Sie dann noch einmal anrufen? Ich möchte einfach sicher sein, dass wir nichts übersehen haben.«

»Aber selbstverständlich. Faxen Sie ihn in mein Büro. Ich melde mich, sobald ich aus Philadelphia zurück bin.«

Ich bedanke mich noch einmal, wünsche ihm einen guten Flug und lege auf.

Ich nehme den Befund, den man mir in der Klinik kopiert hat und den ich seither zahllose Male gelesen habe. *Die hilären und mediastinalen Raumforderungen sind weitgehend unverändert … Die multizyklische Raumforderung im re. OL etwas größer … Die infracarinalen LK-Vergrößerungen sind eher diskret zunehmend …*

Weitgehend unverändert – heißt das nicht, es gibt kaum einen Unterschied zum ersten Befund? Etwas größer – ist das wirklich bedrohlich? Diskret zunehmend – hätte es sich gravierend verschlimmert, hätten die Ärzte es doch nicht so zurückhaltend formuliert, oder? Der Zustand meines Vaters hatte sich verschlechtert. Ein wenig. Wahrscheinlich braucht der Körper Zeit, bis die Therapie anschlägt. Es kommt darauf an, Geduld zu haben und den Mut nicht zu verlieren. Es gibt, das haben Professor Abel und Professor Talmann beide gesagt, immer noch Möglichkeiten und Alternativen.

Ich lege den Befund ins Faxgerät und tippe Professor Talmanns Nummer.

Eine Woche später wird mein Vater punktiert. Ich bin bei Dreharbeiten, in einer Pause rufe ich ihn an. Seine Frau nimmt ab, ihre Stimme klingt erschöpft. »Wie geht es dir?«, frage ich.

»Es ist alles so schrecklich …« Sie schluckt. »Es weckt so viele Erinnerungen. Ich habe Angst … dass es Peter genauso ergeht wie …« Sie weint. Der Vater ihrer Freundin ist vor zwei Jahren an Lungenkrebs gestorben.

»Angelika, das wird nicht passieren. Wir sind in besten Händen. Du wirst sehen, wir schaffen das.«

Im Hintergrund ruft die Aufnahmeleiterin: »In zehn Minuten geht es weiter!«

»Wie geht es Fesi denn? Gib ihn mir mal.«

Angelika putzt sich die Nase. »Er schläft. Soll ich ihn wecken?«

»Nein. Sag mir nur kurz, wie die Punktion verlaufen ist.«

»Das lässt du dir am besten vom ihm selbst erzählen. Ich sage Peter, dass du angerufen hast.«

Ich richte Grüße aus und lege auf.

Erst am späten Nachmittag finde ich wieder eine Gelegenheit zu telefonieren. Die Requisiteurin muss einen Teppich und zwei Sessel für die nächste Szene besorgen und überlässt mir ihr Büro. Nach dem zweiten Klingeln nimmt mein Vater ab. »Fesi …« Ich freue mich, seine Stimme zu hören. »Wie geht es dir?«

»Gut. Ich will gerade los und ein bisschen Fahrrad fahren. Und morgen gehe ich mit Roberto Tennis spielen. Er ist für ein paar Tage in Hamburg.« Roberto Blanco ist – neben Klaus Baumgart – einer von Vaters liebsten Tennis-Partnern.

»Das heißt, es geht dir gut! Da bin ich froh.« Erleichtert setze ich mich auf einen Stuhl. Auf dem Tisch liegen zwei rote Lampenschirme, ein paar Reitstiefel und Bettwäsche. Es klopft, eine Praktikantin aus der Kamera-Technik fragt nach der Requisiteurin, ich lege die Finger über die Muschel und sage: »Kommt in einer Viertelstunde zurück.« Ich stehe auf und setze mich in einen Schalenstuhl, der aussieht, als würde nebenan Raumschiff Enterprise gedreht. Ich lehne mich zurück. »Erzähl mir, wie die Punktion war, Fesi.«

»Am Anfang war mir mulmig, aber der Professor hat die Punktion selbst durchgeführt. Und du weißt ja, wie er ist …«

»Er kann einem jede Angst nehmen.«

»Genau. Er hat gesagt, dass er so etwas oft macht, dass er mir eine kleine Betäubung gibt und ich kaum etwas merken werde. Schwester Carla war auch dabei, du weißt schon, die Kleine, die immer so nett ist. Dann musste ich mich auf einen Stuhl setzen, den Oberkörper zur Lehne, ein bisschen vorgebeugt. Ich sollte tief ein- und ausatmen. Der Professor hat die ganze Zeit geredet – und plötzlich gab es einen kleinen Pieks …«

Ich zucke. »Oh, Fesi …«

»Es war nicht schlimm. Ich habe die Nadel gar nicht gespürt.«

»Und wie lange hast du da gesessen, mit dem Ding im Rücken?« Ich sauge Luft durch die Zähne. »Schon die Vorstellung tut mir weh …«

»Es war nicht schlimm. Die Nadel ging durch wie nichts …«

Meine Hand krampft sich um den Hörer. »Fesi, hör auf!«

»Sie ging wirklich gut durch …«

»Ich kann das nicht hören!«

»Nun warte doch mal. Weißt du, was dann passiert ist?«

»Nein …« Ich rutsche tiefer in den Stuhl, ziehe die Beine an.

»Es gab ein Geräusch, als hätte jemand einen Wasserhahn aufgedreht. Die Flüssigkeit lief nur so raus …«

»Ohhh, Fesi …« Ich schüttle mich.

»Ich habe die Suppe richtig rausgepumpt. Der Professor hat mich gelobt, er sagte, ich hätte ein tolles Zwerchfell. ›Natürlich, Professor‹ habe ich geantwortet, ›ich bin ja Trompeter‹. Da hat er gelacht und Schwester Carla auch.«

»Oh, Fesi, mein Armer.« Ich habe eine Gänsehaut.

»Als alles draußen war, hat Schwester Carla mir ein Pflaster auf den Rücken geklebt. Und jetzt geht es mir blendend, ich kann wieder atmen.«

»Das freut mich.« Obwohl es mich verwirrt, dass mein Vater von der Punktion erzählt, als habe er ein Tennismatch gewonnen, bin ich froh, dass der Eingriff so gut verlaufen ist.

»Ich bin fit, und morgen gehe ich mit Roberto Tennis spielen.«

»Fesi, versprich mir, dass du dich nicht verausgabst. Renn nicht über den Platz wie ein Zwanzigjähriger. Schon dich ein bisschen.« Es ist, als spräche ich mit einem Jungen.

»Ja, ja, mach dir keine Sorgen. Ich passe auf.«

»Hast du schon gegessen? Was hat Angelika gekocht?«

»Nudeln mit Sahnesoße.« Im Hintergrund höre ich Angelika sagen: »Aber du hast nicht einmal eine halbe Portion gegessen.«

»Fesi, du musst essen. Vor allem, wenn du Sport treibst.«

»Ja, mache ich. Und jetzt erzähl mir, wie es dir geht.«

In dem Moment kehrt die Requisiteurin zurück. Ich verabschiede mich und sage, dass ich später noch einmal anrufen werde.

◆ ◆ ◆

Zum ersten Mal moderiere ich *Blitz* am 27. September 1999. Punkt 19 Uhr gehen wir auf Sendung – in Konkurrenz zu Barbara Eligmann und Frauke Ludowig, die auf RTL die Boulevardmagazine *Explosiv* und *Exclusiv* präsentieren und deren Einschaltquote doppelt so hoch ist.

Montags bis freitags führe ich live durch die Sendung, unterstützt von einer Redaktion, die Prominentengeschichten, Nachrichten, Interviewpartner und Service liefert. Zu Hause sitzt mein Vater vor dem Fernsehapparat und schaut zu. Oft ruft er nach der Sendung an. Er sagt:

»Das war gut, sehr gut!«

Oder: »Als die Kamera umgeschwenkt hat, hast du eine Sekunde zu lange gezögert.«

Oder: »Der Lidstrich am rechten Auge war nicht sauber gezogen.«

Er ist mein größter Fan und mein größter Kritiker.

Mein Vater hat immer den Massengeschmack bedient. Erfolg bedeutet für ihn, viel Geld zu verdienen und von seinen Fans geliebt zu werden. Als ich 25 Jahre war, bot man mir einen Plattenvertrag an, ich sollte Schlager singen. Ich lehnte ab. Mein Vater war wütend. »Warum lässt du dir diese Chance entgehen?«

»Ich möchte andere Sachen singen.«

»Was denn?«

»Jazz.«

»Wer hört Jazz? Nur eine kleine, elitäre Minderheit.«

»Das ist egal. Aber ich will mich nicht verkaufen und Liedchen trällern, die ich schrecklich finde. Ich will Stücke singen, die mich begeistern und herausfordern.«

»Quatsch, was zählt, ist der Erfolg! Wenn du einen Hit hast, hast du einen Hit, dann verdienst du Geld, dann bist du unabhängig.«

Seine Karriere hat er auf Hits aufgebaut, und obwohl er, als er älter wird, auch Jazz spielt, bleibt er immer der Überzeugung, mit anspruchsvoller Musik könne man nicht überleben.

Immer wieder streiten wir deswegen.

»Was willst du überhaupt machen?«

»Ich will als Schauspielerin arbeiten und singen.«

»Was willst du singen?«

»Etwas, womit ich mich identifizieren kann.«

»Dann sing doch mal etwas, womit du dich identifizieren kannst. Mach es einfach! Oder unterschreib den Vertrag und sing, was man dir vorschlägt.«

»Ich würde gern ...«

Aufgebracht fällt er mir ins Wort. »Was würdest du gern?«

»Zum Beispiel Lieder singen wie Diana Krall.«

»Warum willst du singen wie Diana Krall? Die gibt es schon, außerdem spielt sie sagenhaft gut Klavier, das kannst du doch gar nicht! Warum willst du sein wie sie?«

Er versteht es nicht.

Doch plötzlich habe ich Erfolg, bin täglich auf Sendung, verdiene Geld. Mein Vater platzt fast vor Stolz. Manchmal besucht er Angelika im Kaufhaus, in dem sie gelegentlich arbeitet. Um kurz vor sieben fährt er mit der Rolltreppe in die Elektronikabteilung. Er steht vor Regalen voller Fernsehapparaten, und auf allen Schirmen sieht er – mich. »Das ist meine Tochter«, sagt er zu den Leuten, die um ihn herumstehen.

Nun bin ich erfolgreicher als mein Vater. Er komponiert noch immer, verlegt seine Stücke im eigenen Verlag oder bei seinem Freund Frank Zander. Er arbeitet als Studiomusiker und tritt auf Kreuzfahrtschiffen auf. Er kommt zurecht; manchmal unterstütze ich ihn, wenn er sein Geld mit beiden Händen ausgegeben hat. Ich ermahne ihn, zu sparen. Er tut es nie. Er lebt im Moment.

Mein Vater freut sich über meinen Erfolg. Er ist stolz auf sein einziges Kind und genießt es, mit mir im Blitzlichtgewitter zu stehen. »Früher«, feixt er, »warst du die Tochter von Peter Beil. Heute bin ich der Vater von Caroline Beil.« Wo wir auftauchen, sind wir Vater-und-Tochter. Fotografen, die einen von uns fotografieren, bitten irgendwann den anderen dazu. Wir streiten uns dann, wer wo stehen darf, denn vor der Kamera ist unser beider beste Seite die rechte. Mein Vater hat unter dem linken Auge eine Narbe, seit er vor Jahren betrunken über einen Blumenkübel gestolpert ist, und meine linke Gesichtshälfte ist etwas weniger breitflächig, das Auge nicht ganz so groß wie rechts. Und immer wieder bekomme ich Anfragen: Könnten Sie zu Ihrem Autogramm noch eines von Ihrem Vater legen?

Doch ich setze mich auch als Musikerin durch. Anlässlich eines Festes trete ich mit einer kleinen Band im Berliner Schloss Charlottenburg auf und lade meinen Vater als *special guest* ein.

»Was werden wir spielen?«

»*Stormy weather* von Billy Holiday.«

»Nie gehört.«

»Fesi, das ist ein bekannter Jazz-Standard.«

»Das kennt kein Mensch. Wie willst du Leute in Stimmung bringen, wenn du Lieder singst, die keiner kennt? Warum spielen wir nicht etwas, was jeder kennt, damit die Leute mitsingen können?«

Und schon sind wir wieder mitten in der alten Diskussion. »Komm mit«, sage ich, »ich spiele dir *Stormy weather* vor.« Ich lege die CD ein und drücke auf *Play*.

Mein Vater hört zu. »Schön«, sagt er, als die letzten Takte verklingen. »Schönes Stück, kennt aber keiner.«

»Fesi, ich will keinen Saal zum Kochen bringen mit Liedern, die mir nicht gefallen. Ich begeistere lieber zwanzig Leute mit Musik, die mir wichtig ist.«

»Und wovon willst du leben?«

»Das werde ich sehen.«

Als ich 2003 beschließe, die Moderation von *Blitz* aufzugeben, ist mein Vater fassungslos. »Warum?«, fragt er immer wieder.

»Weil es sich erschöpft hat. Ich brauche neue Herausforderungen.«

Er versteht es nicht.

Manchmal verletzt mich seine Sturheit. Doch er kann nicht anders.

Trotzdem steht er immer zu mir.

Die Zeit, in der ich die *Blitz*-Redaktion verlasse, ist eine Zeit großer Veränderungen, beruflich und privat. Ich trenne mich von meinem Mann. Und ich fahre für RTL nach Australien. Mein Vater begleitet mich.

Während ich im Dschungel-Camp von *Ich bin ein Star – Holt mich hier raus!* mit Kakerlaken, Blutegeln und hungrigen Straußen kämpfe, spielt mein Vater Tennis mit den Angehörigen der anderen Teilnehmer. Er kauft täglich ein und brät Scampis mit Knoblauch für das Team. Als ich zurückkehre, abgewählt, aber froh und erleichtert, falle ich aus allen Wolken.

»Dein Vater ist ein netter Typ«, sagen alle.

»Ja«, antworte ich. »Das ist er.«

»Er hat uns jeden Tag bekocht.«

»Bekocht? Mein Vater?« Der Mann, der genau zwei Gerichte beherrscht und sich jeden Morgen von seiner Frau Hemd, Hose und Krawatte zusammenstellen lässt, weil er sonst nicht weiß, was er anziehen soll?

»Ja«, sagt mein Vater, zuckt mit den Schultern und freut sich über meine Verwirrung. »Ich habe auch Wäsche gewaschen.« Am anderen Ende der Welt, zum ersten Mal auf sich gestellt, entwickelt mein Vater neue Fähigkeiten. Vielleicht hat auch die Tatsache, dass er wieder im Rampenlicht steht, dazu beigetragen.

»Komm mal mit«, sagt er und zieht mich beiseite. Wir gehen in sein Zimmer. Er holt eine Plastiktüte hervor. Er platzt beinahe vor Begeisterung. »Ich habe täglich mit deiner Managerin telefoniert.«

»Mit meiner Managerin – warum?«

Er breitet die Zeitungen der vergangenen Tage aus, und es verschlägt mir die Sprache. Ich hatte nicht gewusst, dass Richtmikrofone in den Bäumen gehangen hatten und meine Äußerungen über meine Mitstreiter in Deutschland ausgestrahlt worden waren, zu traumhaften Einschaltquoten und einer öffentlichen Hinrichtung meiner Person geführt hatten.

Mein Vater umarmt mich. »Du hast es geschafft! Das ist dein Durchbruch – du bist die Gewinnerin dieser Show!«

Fassungslos sehe ich ihn an. So ist er. Ihm ist egal, was in einem Artikel steht, Hauptsache die Schlagzeile ist groß. Und ich bin fortan nicht mehr die Nette von *Blitz*, sondern Das Hackebeil.

◆ ◆ ◆

Der Himmel ist blau wie Enzian, und in der Ferne erhebt sich der fast zweitausend Meter hohe Pengelstein in der Sonne. »Ein tolles Panorama«, sagt mein Vater und räuspert sich. Unten im Tal liegt Kitzbühel mit seinen barocken Kirchtürmen. Eine dicke Frau schnauft und schimpft mit ihrem Mann, der Kniebundhosen, rote Strümpfe und einen Hut mit einem Gamsbart trägt und stier auf eine Wanderkarte blickt. »Komm«, sage ich und hake mich bei meinem Vater unter.

Wir schlendern über den Parkplatz der Hahnenkammbahn und folgen einem Wegweiser. Bäume säumen den Wanderweg, ihre Blätter leuchten rot und gelb und golden, die Luft riecht nach feuchter Erde und Laub. Der Pfad führt sanft bergan. Wir spazieren im Schatten und genießen den weiten Blick, der bis zu den schneebedeckten Kuppen der Hohen Tauern reicht. »Das ist ein schönes Geburtstagsgeschenk, das du mir gemacht hast«, sagt mein Vater und bleibt stehen. Er nimmt seine Sonnenbrille ab, streicht über seinen Nasenrücken. Er trägt einen blauen Pullover, ein weißes Hemd und helle Hosen. Seine Windjacke hat er locker über die Schultern gehängt. Es ist warm, obwohl schon Oktober ist.

»War mir ein Vergnügen«, sage ich und bleibe ebenfalls stehen. Als ich ihn einlud, fürchtete ich, es könnte unsere letzte gemeinsame Reise werden, doch mein Vater ist in bester Verfassung. Das Hotel, im Stil eines Tiroler Schlosses gebaut, mit Türmen, Rundbögen, Brücken, Erkern und sehr luxuriös, gefällt ihm. Vormittags sitzt er auf der Terrasse, sonnt sich und trinkt Kaffee, nachmittags spiele ich Golf auf dem angrenzenden Golfplatz, und er sieht zu, wir lassen uns massieren oder fahren mit einem Elektrowagen durch die Innenstadt, bummeln durch die Straßen oder setzen uns in ein Café. Wir machen es uns auf dem Balkon unseres Zimmers mit Blick auf den Hahnenkamm gemütlich und sehen zu, wie die Sonne hinter den Bergen untergeht. Abends essen wir im Hotelrestaurant, das eine ausgezeichnete Küche hat, und mein Vater lobt das köstliche Zitronenhühnchen, die Frittatensuppe, den Kaiserschmarrn, er schwärmt bei jedem Bissen, lässt mich kosten, und ich bin glücklich, dass es ihm schmeckt und er so gut isst. Er genießt jeden Tag, dankbar und mit einer Bescheidenheit, die mich rührt.

»Komm, lass uns weitergehen«, sage ich. »Eine kleine Wanderung müssen wir doch machen, wenn wir schon einmal hier sind.«

»Natürlich, selbstverständlich.« Mein Vater räuspert sich und setzt die Sonnenbrille wieder auf. Wir spazieren weiter, der Weg ist jetzt breit und gut befestigt. Ab und zu zweigen Pfade ab, die steiler bergan führen, und einmal überholt uns eine Gruppe Mountainbiker. Doch wir folgen den blauen Schildern, wir haben eine leichte Tour gewählt. Mein Vater drückt meinen Arm. »Geht's dir gut?«

»Wenn es dir gut geht, geht es mir auch gut.«

Er zieht seine Jacke über und deutet auf ein Häuschen am Hang. »Schau mal, da vorne ist eine Berghütte.«

»Lass uns eine Pause machen. Frische Luft macht hungrig.«

Eine Frau in Trachtenkleid und karierter Schürze begleitet uns auf die Terrasse. Einen Moment verschlägt es uns die Sprache. Vor uns erstrecken sich grüne Hügel, hier und da Flecken bunten Herbstlaubs. Dahinter erheben sich mächtige graue Berge, über ihnen endloser blauer Himmel. »Ich möchte dich vor dieser Kulisse fotografieren«, sage ich.

Mein Vater hustet und lächelt. Ich mache ein paar Fotos. »Gut siehst du aus.«

Er schaut auf das Display der Digitalkamera und zieht eine Augenbraue hoch.

»Doch, markanter als früher, nicht mehr so moppelig.«

Er droht mit dem Finger. »Pass auf, was du sagst.«

»Das war ein Kompliment.«

Die Wirtin kommt, und wir bestellen Wasser und Kaiserschmarrn.

Zwei Tage vor dem Flug nach Kitzbühel begleitete mein Vater mich zu einer Wohltätigkeitsveranstaltung. Eine Stiftung, die schwerkranke Menschen betreut und ein Hospiz betreibt, veranstaltete eine Modenschau mit Prominenten. Ich führte ein langes schwarzes Kleid mit großem Dekolleté vor. Während der Anprobe traf ich eine Bekannte, eine Mitarbeiterin der früheren Plattenfirma meines Vaters. Sie begrüßte mich herzlich und sagte: »Ich habe gehört, Peter geht es nicht gut?« Ich erschrak; es sprach sich herum. »Doch, doch, es geht ihm gut«, sagte ich. »Du wirst ihn sehen, er sitzt im Publikum.«

Mein Vater sieht noch gut aus. Doch seine Kraft lässt nach.

Die Sonne scheint, und wir genießen Kaiserschmarrn und Ausblick, lassen uns von der Wirtin erklären, welcher Berg welcher ist, und bestaunen sie alle. Als wir aufbrechen, hake ich mich unter. Gemächlich spazieren wir den Panoramaweg entlang. An einer Gabelung begegnen wir dem Ehepaar vom Parkplatz. Der Mann, die Wanderkarte unter dem Arm, klopft auf einen Kompass, während die Frau schimpft: »Ich wusste es, so ist es immer! Wir hätten dem Fremdenführer folgen sollen. Warum hast du nicht auf mich gehört?«

»Die führt sich auf, als sei sie im Dschungel«, raune ich, und mein Vater lacht. »Wie kann man sich auf einem Panoramawanderweg verlaufen?«

»Der arme Mann …«, sagt mein Vater. Er bleibt stehen und bückt sich. »Schau mal, was für ein schönes Blatt.« Er hält ein leuchtend rotes Eichenblatt hoch. Er hustet, und ich höre ein Rasseln in seiner Brust.

Ich halte das Blatt gegen die Sonne. »Ja, es hat eine sehr schöne Farbe.«

Mein Vater hebt ein zweites Blatt auf und betrachtet es lange. Ich tue, als bewundere ich es ebenfalls. Seine Schwäche und die Tapferkeit, mit der er versucht, sie zu verbergen, zerreißen mir das Herz. Eine Welle der Liebe durchflutet mich, ich möchte ihn umarmen, küssen, trösten, ihn beschützen. Doch ich sage nichts, drücke stumm seine Hand, hebe ein anderes Blatt auf und zeige es ihm. »Ich habe gelesen, dass es hier viele seltene Pflanzen gibt. Orchideen zum Beispiel und sogar eine fleischfressende Pflanze.«

»Tatsächlich?«

»Ja, vielleicht nicht um diese Jahreszeit, aber es soll sie geben.«

»Donnerwetter.«

Irgendwann gehen wir weiter. Wir plaudern. Und immer bleibt mein Vater stehen. Er atmet schwer.

»Das ist die Höhenluft, Fesi.«

»Ja … ja …«

»Schau, da vorne ist eine Bank, lass uns einen Moment den Blick genießen.«

»Das ist eine gute Idee.«

Ich setze mich neben ihn, strecke die Beine aus und schiebe meine Sonnenbrille in die Stirn. »Wunderschön ist es hier.«

»Ja, es ist eine großartige Landschaft.«

»Die Natur schafft die schönsten Bilder.«

»Da hast du recht. Mach doch noch ein Foto.« In seiner Brust rasselt es. Ich mache Fotos, stecke die Kamera wieder ein und packe ein Päckchen Kaugummi aus. Wir spielen Theater. Mein Vater sagt, es gehe ihm gut, und ich glaube ihm. Ich will ihm glauben. Wir gehorchen der Familientradition; wir Beils machen aus allem das Beste.

»Lass uns weitergehen«, sagt mein Vater nach einer Weile. Wir spazieren weiter zum Berghaus Tyrol, wo wir Rast machen. Auch auf dem Rückweg bleiben wir immer wieder stehen, bestaunen die Landschaft, die Berge, die Bäume, den weiten Himmel. Auf dem Parkplatz der Seilbahn begegnen wir noch einmal dem Ehepaar. Der Mann stapft voraus, die dicke Frau schwitzend, aber schweigend hinterher.

Im Hotel setzt mein Vater sich in einen Liegestuhl auf der Sonnenterrasse. Ich gehe in mein Zimmer und weine.

Im Reiseführer steht, die Strecke von der Hahnenkammbahn zum Berghaus sei in dreißig Minuten zu schaffen.

Am Morgen des 5. November ragen die Pfeiler der Verrazano-Narrows-Brücke in den grauen Himmel, und ihre Stahlseile schimmern matt im Morgenlicht. Stimmen murmeln, rufen, lachen, Füße scharren, federn auf und ab, laufen auf der Stelle. Frauen hören Musik und machen Fotos, Männer kontrollieren ihre Uhren, ihre Pulsmesser, ihre Gürtel, in deren Schlaufen Wasserflaschen stecken. Sie sind groß, klein, dick, dünn, sie sind schwarz, weiß, alt, jung, sie kommen aus über einhundert Ländern dieser Welt. Und sie sind bereit.

Lautsprecherstimmen fordern die Läufer auf, sich zu ihren Startpunkten zu begeben. »Gehen wir?«, fragt Ernie.

Ich nicke.

»Hast du dein Handy dabei, falls wir uns verlieren?«

Ich nicke und befestige die Startnummer an meinem T-Shirt. Wir stellen uns hinter einer muskulösen Frau in kurzen Hosen auf. Sie hat ihre Haare zu einem Pferdeschwanz gebunden und hält ein Schild hoch, auf dem 4.30 steht, was bedeutet, dass sie die 42,195 Kilometer in so gleichbleibendem Tempo laufen wird, dass sie in genau viereinhalb Stunden ins Ziel kommen wird. Eine schwarze Frau ruft: *»Betty, I am here!«*, und ein Mann neben mir erzählt, er sei zum fünfzehnten Mal dabei. Ich sage: »Wow!«

Die Luft vibriert.

Ich tippe die Nummer meines Vaters und höre, wie es in Deutschland klingelt. In dem Moment ertönt das Startsignal, ich schreie: »Fesi, JETZT laufe ich los!«

»Oh … ja …«

»Sitzt du nicht vor dem Fernsehapparat?«

»Nein, ich bin mit Angelikas Enkel auf dem Fußballplatz.«

»Was?«

»Ja … aber alles Gute!«

Vor und hinter mir drängen hunderte Läufer nach vorn, und ich lege auf, stecke mein Handy ein, laufe mit, finde mein Tempo, schaue auf die Uhr, laufe auf die Verrazano-Narrows-Brücke zu, höre das Geräusch von tausenden Schuhen, von Schritten auf dem Asphalt, immer wieder ertönen Piepgeräusche, wenn Läufer die elektronischen Messstellen passieren, alles wird zu einem Klangteppich. Ich laufe über die Brücke, sehe unter mir Schiffe, die aus dem Hafen von New York auslaufen, die einlaufen, sie alle müssen unter dieser Brücke hindurch, über die jetzt zehntausende Läufer laufen, ein schier endloser Strom von Menschen.

Hinter uns liegt Staten Island – vor uns Brooklyn.

Angetrieben vom kraftvollen Takt der Schritte überquere ich die Brücke. Ein Mann vor uns trägt ein T-Shirt, auf dem *Josef from Germany – 62 years – first-time runner* steht, und Ernie, mein alter Freund, streckt den Daumen hoch. Eine blonde Frau mit Sonnenbrille überholt uns, und ich laufe schneller, dann drossle ich das Tempo wieder, mein Lauftrainer in Berlin hat mich gewarnt, nicht zu schnell loszulaufen, also halte ich mich an die Läuferin mit dem Schild, vier Stunden und dreißig Minuten, das will ich schaffen, den Berlin-Marathon bin ich auch in viereinhalb Stunden gelaufen, zwar ist der New-York-City-Marathon schwieriger, es gibt mehr Brücken, mehr Steigungen, doch ich will versuchen, meine Zeit zu halten, ich habe wochenlang dafür trainiert, Zwanzigkilometerläufe im Grunewald gemacht und am Tag vor unserem Abflug noch ein Tempotraining. »Wir sind gut«, rufe ich Ernie zu, »wir sind gut!«

Er reckt die Hand hoch, macht ein Victoryzeichen.

Wir laufen durch Bay Ridge, ein bürgerliches Wohnviertel, biegen auf die Fourth Avenue, einen breiten Boulevard mit Geschäften und Wohnhäusern, am Straßenrand stehen tausende, zehntausende, hunderttausende Zuschauer, sie winken und rufen, rufen Namen einzelner Läufer, und Kinder stehen an den Absperrungen und reichen den Läufern Lutscher. Wir laufen und laufen, vorbei an einer Kirche, einer Synagoge, einer Moschee, wir laufen unter dem Gowanus Expressway hindurch, rechts liegt ein Park, am Straßenrand reihen sich Autowerkstätten, Bodegas und Taxistände aneinander, die Menge singt und klatscht, und plötzlich ist da eine Mariachi-Kapelle, die Musik trägt mich, die ganze Atmosphäre trägt mich, die Luft knistert vor Spannung, vor Euphorie, ich höre spanische Stimmen, und auf den Schildern über den Läden stehen mexikanische Namen, und wir laufen an einem Warenhaus vorbei, einem Busbahnhof, wir laufen und laufen, ich kontrolliere meine Uhr, ich bin in meiner Zeit, ich fühle mich großartig. Ich ziehe mein Handy heraus, mache ein Foto von mir und schicke es meinem Vater.

Nach fünf Meilen kommen wir nach Brooklyn Downtown.

Nach sechs Meilen laufen wir unter einer Schnellstraße durch.

Nach acht Meilen erreichen wir den Williamsburgh Savings Bank Tower, ein Hochhaus, das seit einer Viertelstunde immer wieder über den Dächern anderer Häuser emporragt, und kurz bevor wir auf die Lafayette Avenue biegen, entdecke ich das Empire State Building. Ich laufe und laufe, am Straßenrand stehen Helfer, sie verteilen Becher mit Wasser, ich nehme einen, trinke im Laufen, lasse ihn fallen, die Straße liegt bereits voller plattgetretener Pappbecher, ich laufe weiter, folge einem Mann mit einem orangefarbenen Hemd, auf dem *Fred's Team* steht, neben ihm eine Frau, auf ihrem Hemd steht *I am running in memory of my dad – Ich laufe zur Erinnerung an meinen verstorbenen Vater*, und einen Moment wird mir mulmig, doch ich laufe weiter, rufe Ernie zu »Wir sind gut, wir sind gut!«, und er ruft »Wir sind Helden!«. Dann sehe ich noch einen Läufer in einem orangefarbenen Hemd, auf seinem Rücken steht *I dedicate this race to my dead sister – Ich widme diesen Marathon meiner toten Schwester*, darunter das Foto einer jungen Frau. Plötzlich sehe ich immer mehr orangefarbene Hemden. Lauter Namen von Verstorbenen. Ich laufe weiter, frage eine Frau, wer Fred ist, sie sagt, Fred Lebow war ein Läufer, eine Legende, er hat in den siebziger Jahren den New-York-City-Marathon organisiert und berühmt gemacht, und als er 1990 an Krebs erkrankte, hat er gemeinsam mit dem Memorial Sloan-Kettering, einem Klinikum und Krebsforschungszentrum, begonnen, Marathonläufer als Spendensammler einzusetzen, seither suchen alle Läufer aus *Fred's Team* Sponsoren und leiten die Spenden an das MSKCC weiter, so haben sie schon Millionen gesammelt, die in die Erforschung und Behandlung von Krebs flossen. *»Join us«*, ruft die Frau und zieht vorbei.

Ich laufe weiter. Laufe neben Ernie her, schaue auf meine Uhr, entdecke ein Hochzeitspaar, er läuft in schwarzem Anzug, sie im Brautkleid, und plötzlich ruft eine Stimme *»Go to the side – blind runner!«*, ein Mann bahnt einem blinden Läufer den Weg, alle machen Platz, hinter ihnen schließt sich die Menge wieder, wir laufen weiter, 35 000 Marathonläufer laufen durch die Straßen von Williamsburg, wo Männer in schwarzen Mänteln am Straßenrand stehen, sie tragen lange Bärte, sie feuern niemanden an, sie schauen bloß, und wir laufen und laufen, laufen eine Linkskurve, biegen auf die Manhattan Avenue, rechts liegt eine prächtige rote Backsteinkirche, ich schaue wieder auf meine Uhr, bin noch immer gut in der Zeit, und dann überqueren wir die Pulaski Bridge, laufen hinein nach Queens. Jetzt haben wir die Hälfte der Strecke geschafft. Langsam spüre ich die Meilen in meinen Beinen, doch ich laufe weiter, schaue zu Ernie, er sieht müde aus, ich rufe »Wir sind gut!«, wir laufen nebeneinander her, feuern uns gegenseitig an, folgen unserer Anführerin, die eine dicke Frau anfeuert *»Come on, Dana, hold on, be strong!«*, wir laufen und laufen, und bei jedem Läufer, der ein orangefarbenes Hemd trägt, denke ich an meinen Vater.

Und dann überqueren wir den East River.

Wir laufen über die Queensboro Bridge, ich laufe über die obere Ebene, mein Trainer hat mich gewarnt, wer unten entlang läuft, wird nass, wenn oben Läufer stehen bleiben und pinkeln, ich laufe, und vor mir liegt Manhattan, diese Skyline, ich schreie »Wow!«, reiße die Arme in die Luft, die Kulisse ist überwältigend, ich fühle mich, als würde ich die Welt aus den Angeln heben, doch ich spüre auch, wie meine Kraft nachlässt, meine Muskel verhärten sich, ich ziehe einen Powerriegel aus meinem Gürtel, doch bald darauf wird mir schlecht, meine Hüfte schmerzt, meine Kniegelenke brennen, sie fühlen sich an wie Steine, die auf Steinen reiben, und wir laufen die First Avenue hoch, diese breite, unendlich lange Straße, überall liegen zertretene Becher, überall rufen und schreien die Leute, plötzlich klingt es in meinen Ohren wie ein alles vernichtendes Gebrüll, ich sehe zu Ernie, er sieht wieder frischer aus, doch ich fühle mich schwach, er schaut mich an, ich sage, »Lauf weiter«, und anstatt mich diesmal anzufeuern, ruft er »Bis später!«, läuft davon, ich bleibe zurück, die Menschen am Straßenrand rufen *»Come on, Caroline, keep running, you can do it«*, alle schreien meinen Namen, doch ich will nicht mehr weiter, es flirrt vor meinem Augen, und plötzlich höre ich eine hohe Stimme, einen engelsgleichen Gesang, und ich denke: Bin ich schon tot?

Vor einem Zelt mit einem roten Kreuz bleibe ich stehen. Ein Sanitäter fragt: *»What's wrong, honey?«* Er gibt mir zwei Brezeln, zwei Schmerztabletten, eine Frau cremt meine Gelenke mit kühlendem Gel ein, jemand reicht mir Tee, noch nie habe ich etwas so Köstliches getrunken. Nach ein paar Minuten sehe ich eine Läuferin mit einem Schild, 4.45 steht darauf, ich weiß, wenn ich jetzt nicht weiterlaufe, ist es vorbei, also laufe ich weiter, folge ihr, höre, wie sie, wie eine Fremdenführerin, erklärt, dass wir gleich in die Bronx kommen, dann nach Harlem, und dort sind die Menschen am Straßenrand schwarz, überall spielen Bands, überall erklingt Musik, wie im Rausch laufe ich weiter, entdecke drei Männer, die sich als Marx-Brothers verkleidet haben, lache, trinke Wasser, meine Knie schmerzen, ich laufe weiter, eine Frau neben mir fragt, ob ich zum ersten Mal dabei bin, ich nicke, sie sagt, sie läuft schon zum fünften Mal, ich sage »Cool«, auch sie trägt ein orangefarbenes Hemd, und als sie mich überholt, sehe ich auf ihrem Rücken das Bild eines Mannes, er hat dunkles Haar und ein freundliches Gesicht, er lächelt, doch er lebt nicht mehr, er ist an Krebs gestorben, *I am running in memory of my dad*, und ich sehe dem toten Mann nach, bis er in der Menge verschwindet, spüre, wie mir die Tränen kommen, laufe weiter, laufe, laufe.

Irgendwann erreichen wir den Central Park. Ich habe keinen Blick mehr für die Kulisse, die Menschen, die Fahnen, die Kapellen, will nur noch ankommen, auch die Zeit ist egal, bloß aufgeben will ich nicht, also quäle ich mich die letzte Steigung hoch.

Und dann sehe ich das Ziel.

Ich nehme mein Handy, filme mich und laufe über die Ziellinie, reiße die Arme hoch. Kameras klicken, jemand hängt mir eine Medaille um, jemand legt mir eine Wärmefolie um die Schultern, jemand gibt mir einen Müsliriegel und einen Apfel, und ich beiße hinein.

Vor mir steht eine Frau, sie trägt ein orangefarbenes Hemd und lächelt mich an.

Anfang Dezember besuche ich meinen Vater in Hamburg.

Er steht im Türrahmen, als ich die Treppe hinauflaufe, er lacht und freut sich, mich zu sehen. Ich umarme ihn. Er küsst mich. Er hat abgenommen.

Ich habe Fotos vom Marathon mitgebracht, und wir setzen uns ins Wohnzimmer. Zu jedem Bild stellt er Fragen, will alles wissen. Ich erzähle, zeige die Medaille, die Urkunde. Er lächelt. Er ist stolz. Er atmet schwer.

Als Angelika von der Arbeit kommt, bringt sie Kuchen mit. Ich gehe in die Küche, koche Kaffee, mein Vater deckt den Tisch. Ich hole den Tortenheber, verteile den Kuchen. Angelika schenkt Kaffee ein, mein Vater nimmt sich Zucker. Er setzt sich. Ich schaue ihn an. »Und?«

Er rührt in seinem Kaffee. »Und was?«

»Und mein Geburtstagsgeschenk?«

»Oh …« Er legt den Löffel auf die Untertasse.

Ich drücke mich in den Sessel. »Das glaube ich nicht …« Plötzlich habe ich keinen Appetit mehr.

»Du warst ja nicht da«, sagt mein Vater. »Du warst ja in New York.«

»Weil ich an meinem Geburtstag nicht da bin, bekomme ich kein Geschenk?«

»Also …« Hilfe suchend sieht er zu Angelika.

Ich schlucke und halte an mich, um nicht laut zu werden. Ich sage: »Fesi, du warst auch manchmal fort, trotzdem habe ich dir immer etwas zum Geburtstag geschenkt.«

»Ja …«

Ich erinnere ihn an die Torte mit dem Geld darin. An die Bilder, die ich ihm gemalt habe. An das große Fest auf dem Alsteranleger, als ich dreißig wurde, er sechzig und meine Großmutter neunzig.

»Es ist … weil … ich habe einfach nicht mehr daran gedacht …«

Ich weiß nicht, was ich sagen soll. Wut steigt in mir auf. Ein Gefühl großer Ungerechtigkeit. Ich liebe ihn, tue alles für ihn – und er vergisst meinen vierzigsten Geburtstag.

Am Abend fahren wir zu einer Gala-Show des Musicals *König der Löwen*. Wir laufen über den roten Teppich, Scheinwerfer leuchten, Kameras klicken und surren. Ich setze mein professionelles Gesicht auf, lache, posiere. Mein Vater lächelt und streicht immer wieder über meinen Arm, mein Haar, versöhnliche kleine Gesten, doch ich bin zu verletzt, um darauf einzugehen.

Nachts auf dem Nachhauseweg sage ich: »Fesi, ich bin deine Tochter. Deine einzige Tochter. Ich bin wirklich enttäuscht, dass du mir nicht einmal ein kleines Geschenk zum Geburtstag machst.«

Mein Vater hebt die Hände, zieht die Schultern hoch, legt die Stirn in Falten. Und sagt nichts.

»Nichts ist wirklich sehr wenig«, fauche ich, schlage die Tür hinter mir zu und gehe ins Bett.

Am nächsten Morgen fahre ich früh zurück nach Berlin.

In den Tagen darauf gehe ich nicht ans Telefon, wenn er anruft. Mein Zorn verraucht nicht. Ich werde nur einmal vierzig – und wer weiß überhaupt, ob mein Vater meinen nächsten Geburtstag noch miterlebt?

Ich erschrecke.

Seit Monaten wiederhole ich wie ein Mantra, dass er gut aussieht, man ihm die Krankheit nicht anmerkt. Wie er habe ich jede Sekunde gehofft, dass es vorübergehen wird. Oder zumindest nicht schlimmer werden wird. Und plötzlich dringt der Tod in mein Bewusstsein.

Dieser Druck in meiner Brust.

Diese Kälte.

Ich rufe eine Freundin an und verabrede mich für den Abend. Ich dusche, mache meine Haare, schminke mich, ziehe mich an. Ich trinke ein Glas Champagner, dann fahre ich in die Bar, in der wir uns treffen wollen. Ich bin zu früh und setze mich in einen der Sessel in der Lounge. Ich bestelle etwas zu trinken, zünde eine Zigarette an. Ich rauche und sehe zu, wie es sich langsam füllt. Es sind schöne Menschen, die sich an der Theke versammeln. Die Frauen sind groß, schlank, sie tragen schmale Hosen, schicke Kleider, Schmuck. Die Männer tragen Anzüge oder Jeans und teure Sakkos, ihre Haare glänzen, aber vielleicht liegt das auch am Licht. Eine Frau mit vollen Lippen, schön geschwungenen Augenbrauen und langem Haar schlägt ihre Beine übereinander. Sie lacht. Sie wirft sich in Pose. Jede ihrer Bewegungen ist kalkuliert. Sie erinnert mich an meine Mutter, als sie jung war.

Meine Mutter lebt seit Jahren in Spanien, wir haben wenig Kontakt. Plötzlich frage ich mich, ob sie, als sie so alt war wie die Fremde an der Theke und mich bekam, wusste, was es bedeutet, ein Kind zu haben?

Ich ziehe an meiner Zigarette. Der Freund der Frau hat dunkle Haare, ein attraktiver Typ und sicher erfolgreich. Wie mein Vater damals. Der Typ schaut zu mir herüber, lächelt. Ich lächle auch. Er gefällt mir. Solche Männer haben mir schon immer gefallen, ich hatte noch nie einen blonden Freund.

Warum, durchfährt es mich, haben meine Eltern mich als Kind so oft allein gelassen?

Warum hat mein Vater, als er nach der Scheidung nach Düsseldorf zog, so oft versprochen, mich anzurufen, mich zu besuchen – und dann doch nicht angerufen, mich nicht besucht?

Ich habe ihn so geliebt.

Und liebe ihn noch, wie ich kaum einen Menschen geliebt habe.

Doch er ist kein perfekter Vater.

Er ist ein Mann, der mich immer wieder auch enttäuscht hat.

Der Typ an der Theke legt den Arm um seine Freundin und flirtet mit mir. Ich drücke meine Zigarette aus, trinke einen Schluck. Ich sehe mich um. Ich fühle mich nüchtern und, auch wenn ich nicht verstehe warum, fast ein bisschen erleichtert.

Ich gehe zur Toilette.

Als meine Freundin kommt, verlassen wir die Bar und gehen in ein thailändisches Restaurant. Sie fragt, wie es meinem Vater geht. Ich sage: »Er hat mir nichts zum Geburtstag geschenkt. Nicht einmal ein winzig kleines Geschenk.«

»Nimm es ihm nicht übel. Er ist krank, und auch wenn ihr nicht darüber sprecht, hat er sicher Angst.«

»Ja, und wenn ich ehrlich bin, habe ich auch Angst. Ich lasse es mir nur nicht anmerken. Ich bin stark für ihn, denn ich weiß, er würde zusammenbrechen, wenn ich weinen und jammern würde. Und genau deswegen hat es mich so verletzt, dass er meinen Geburtstag übergeht, als wäre es ein Tag wie jeder andere.« Ich zerre an meiner Frühlingsrolle, winke dem Ober und bestelle ein schärferes Messer. Und noch ein Glas Wein.

Später gehen wir in einen Klub. Die Luft ist schlecht, die Musik laut, Bässe dröhnen, und Schwarzlicht flackert.

Ich tanze bis zum frühen Morgen.

Es dauert drei Tage, bis mein Zorn verraucht. Bis ich ein schlechtes Gewissen habe und mich frage, wie ich einem todkranken Menschen böse sein kann. Außerdem mache ich mir Sorgen. Ich rufe meinen Vater an. »Wie geht es dir?«

»Gut, gut …« Er räuspert sich. Er hustet.

»Dein Husten ist schlimmer geworden. Nimmst du deine Tabletten regelmäßig?« Auf seinem Nachttisch liegt ein Plan, auf dem ich aufgelistet habe, welches seiner acht Medikamente er wann einnehmen muss.

»Doch, selbstverständlich. Heute geht's auch schon wieder besser.«

Ich glaube ihm nicht.

Eine Woche später fahre ich nach Hamburg. Mein Vater erwartet mich am Bahnhof. Er trägt Hosen, die ich noch nie gesehen habe, und sein Pulli fällt ihm lose um die Hüften. Ich frage: »Wie viel wiegst du?« Er weicht aus, lotst mich zu seinem Auto.

Am späten Nachmittag kommen wir in der Klinik an und beziehen ein Zimmer. Obwohl es dunkel ist und ein scharfer Wind weht, fahren wir ans Meer. Doch das kleine Fischlokal ist geschlossen. Wir essen in einem Landgasthof im Nachbarort und gehen früh schlafen.

In der Nacht hustet mein Vater.

Am Morgen erwache ich, weil vor dem Fenster Hunde bellen. Ich schaue auf die Uhr, drehe mich wieder um. Mein Vater schnarcht. Irgendwann stehe ich auf und dusche.

»Dann kommen Sie mal mit, ich habe schon alles vorbereitet«, sagt Schwester Martha, als wir am Empfang erscheinen. Mein Vater räuspert sich und sagt, er warte eigentlich auf ein Taxi, das ihn zum Flughafen bringen soll. Schwester Martha lächelt müde. Ich folge den beiden, obwohl ich diesmal nicht dabei sein darf. Professor Abel hat eine Ganzkörper-Hyperthermie angeordnet, die außer auf den Tumor verstärkt auf die Metastasen in Brust, Bauch und Hals wirkt. Während der Behandlung bekommt mein Vater eine Narkose.

Wir laufen am Café, am Sauerstoff-Garten, am Springbrunnen vorbei den Flur entlang. Draußen erkenne ich Umrisse kahler Bäume.

Mein Vater greift nach meinem Arm, hakt sich unter. »Im Sauerstoff-Garten hat neulich ein Mann gesagt: ›Ich ziehe mich bei der Ganzkörper-Hyperthermie nicht nackt aus.‹« In seiner Brust rasselt es, wenn er spricht.

»Wie bitte?«

»Ich habe gesagt, seine Sorgen hätte ich gern.«

Ich kichere. »Sich vor Ärzten und Krankenschwestern zu genieren – was die nicht schon alles gesehen haben.«

»Er fand es unverschämt, dass man so etwas von ihm verlangt.«

Schwester Martha wirft uns einen Blick zu und öffnet eine Tür. »Da sind wir.«

»Fesi …« Ich umarme meinen Vater. »Alles Gute und bis später.«

»Wird schon schiefgehen.«

»Ich warte auf dich.«

»Geh ins Café, lies ein Buch, oder mach irgendetwas Schönes.« Er küsst mich auf die Wange. »Versprich es mir. Ich möchte nicht, dass du zwei Stunden herumsitzt und dich langweilst.«

»Deine Sorgen möchte ich haben …«

»Werd nicht frech!« Er zwickt mich und zwinkert. Dann geht er ins Behandlungszimmer und schließt die Tür.

Eine Weile stehe ich da, schaue auf die verschlossene Tür. Dann gehe ich ins Café.

Ich hole Tee und einen Apfel und setze mich an einen der Tische am Springbrunnen. In der Küche höre ich den Koch pfeifen, und die Frau am Buffet füllt Körbe mit Croissants und Brötchen. Es duftet. Die Fontäne plätschert, und das Wasser zieht Kreise. Ich denke an meinen Vater. Ich nehme mein Handy und rufe Angelika an. Sie druckst herum und sagt, sie wisse nicht, wie viel mein Vater wiege. »Wenn ich ihn frage, weicht er aus. Aber es sind höchstens fünfundsiebzig Kilo.«

»Er darf nicht unter siebzig Kilo geraten, sonst wird er zu schwach. Irgendwann fängt der Körper an, nicht nur Fett, sondern auch Muskelproteine abzubauen. Er zehrt aus. Ein Viertel aller Patienten stirbt an Tumorkachexie, hat Professor Talmann gesagt, Mangelernährung ist eine der Haupttodesursachen.«

»Ich versuche alles, aber Peter hat keinen Appetit und quält sich, wenn ich ihm etwas zu essen hinstelle. Er tut mir so leid.«

»Ich werde mit den Ärzten sprechen. Vielleicht gibt es etwas, was wir tun können.«

»Gut. Und bitte ruft mich an, sobald die Behandlung vorüber ist.«

»Natürlich. Bis später.« Ich lege auf.

Als Nächstes rufe ich meine Agentin an und hinterlasse eine Nachricht auf ihrer Mailbox. Vor ein paar Tagen hatte ich meinen letzten Auftritt in diesem Jahr. Ich saß in einer Comedy-Show; während mein Vater um sein Leben kämpft, reiße ich Witze vor laufender Kamera.

Der Koch kommt aus der Küche. Er winkt mir zu. »Noch einen Tee?«

»Gern.«

Er verschwindet in der Küche. Als er an meinen Tisch kommt, stellt er zwei Becher hin, neben meinen legt er einen Schokoladenweihnachtsmann. »Nervennahrung.«

»Danke schön …«

»Wie geht es Ihrem Vater?« Er setzt sich.

Ich streiche über den Bart des Weihnachtsmanns. »Nicht so gut, wie er vorgibt.«

Der Koch lehnt sich zurück, bläst in den Dampf, der aus seinem Becher aufsteigt. Er ist groß, kräftig, blond, und seine Augen scheinen bis auf den Grund aller Dinge zu blicken.

»Er hat noch nie viel Aufhebens um sich gemacht«, antworte ich. »Seine größte Sorge ist, ob es anderen gut geht.«

»Den Eindruck habe ich auch. Ihr Vater ist wirklich ein herzensguter Mensch.« Er fährt sich mit der Hand durch das kurze Haar, massiert seinen Nacken. »Das finden alle hier.«

Ich denke an den Sommernachmittag, an dem wir Eis für alle mitgebracht haben. Es kommt mir vor, als sei das sehr lange her. Dabei sind erst fünf Monate vergangen.

»Der Mensch tut sich schwer mit der Wahrheit. Das liegt wohl in unserer Natur.«

Ich schlucke. Schaue in den Brunnen, das Wasser, die Kreise.

»Entschuldigung, ich wollte Ihnen nicht zu nahe treten.« Der Koch steht auf, streicht über seine Jacke, nimmt seinen

Becher. »Heute Mittag gibt es hausgemachte Ravioli mit frischen Steinpilzen.«

Er geht zurück in die Küche, mit festem Schritt. Er ist einer, den nichts umwirft.

Ich schaue hinaus. Kahl stehen die Bäume in der Kälte, wie knorrige Gestalten, die innehalten. Im Frühjahr werden sie neue Blätter treiben, im Sommer voller Kraft in der Sonne stehen.

Werden wir dann noch hier sein?

Ich greife nach meiner Tasche. Julie hat mir aus Los Angeles ein Buch geschickt, *Tuesday with Morrie*. Der amerikanische Soziologieprofessor Morrie Schwartz erkrankt an Amyothropher Laterasklerose, kurz ALS, und verliert die Kontrolle über seine Muskeln – die Fähigkeit zu gehen, zu sprechen, zu atmen. Im Angesicht des Todes denkt er über das Leben nach und sagt: »Wenn du lernst, wie man stirbt, lernst du, wie man lebt.« In einer Buchhandlung in Berlin habe ich nach weiteren Büchern über den Tod gesucht. Die Buchhändlerin empfahl mir *Interviews mit Sterbenden* der Ärztin und Sterbeforscherin Elisabeth Kübler-Ross.

Ich schlage das Buch auf. *Die Angst vor dem Tod* lautet die Überschrift des ersten Kapitels. Ein Abriss über unseren Umgang mit dem Tod – wir tabuisieren ihn, verbannen ihn aus unserem Leben, haben die Fähigkeit unserer Ahnen, ihm in Frieden und Würde zu begegnen, verloren. Wir sterben grausamer als früher, die moderne Medizin mechanisiert den Tod, hält Sterbende in Krankenhäusern immer länger, und nicht selten sogar gegen ihren Willen, am Leben.

Ich bekomme eine Gänsehaut.

Es gibt verschiedene Phasen, die Patienten durchleben, wenn sie erfahren, dass sie an einer lebensbedrohlichen Krankheit leiden, schreibt Kübler-Ross weiter. In der ersten Phase wehren sich fast alle, sagen: Ich doch nicht, das ist unmöglich. Sie denken an einen Irrtum, vertauschte Blutproben und Röntgenbilder, eine Fehldiagnose. Sie wollen es nicht wahrhaben. Sie ziehen sich zurück, isolieren sich, leugnen. Es hilft ihnen, den Schock zu überwinden.

Die Phase geht vorüber, und viele Kranke beginnen, so gut sie können, die Wahrheit zu akzeptieren. Andere leugnen den drohenden Tod bis zum Schluss, halten vor sich und anderen die Illusion aufrecht, sie seien gesund.

Wie mein Vater, durchfährt es mich.

Es folgt die Phase des Zorns. Patienten werden wütend, grollen, fragen: Warum ich? Sie schimpfen über Ärzte, die keine Ahnung haben, Schwestern, die keine Rücksicht nehmen, sie falsch behandeln. Sie lassen ihre Wut an Angehörigen, Freunden, sogar Unbekannten aus. Sie sind zutiefst enttäuscht, weil andere weiterleben dürfen und sie nicht. Findet der Patient Verständnis, legt sich der Zorn.

Ich trinke einen Schluck Tee. Mein Vater hat nie jemandem etwas vorgeworfen. Vielmehr zieht er sich zurück, macht alles mit sich aus, während er allein mit dem Fahrrad um die Alster fährt.

Die dritte Phase, lese ich weiter, ist flüchtig, den wenigsten bekannt, für Patienten aber sehr hilfreich: Sie verhandeln. Sie versuchen, das Unvermeidliche hinauszuschieben. Wie ein Kind, das wütend mit dem Fuß aufstampft, sich dann aber besinnt: Wenn ich eine Woche artig bin – darf ich dann?

Das ist es, was mein Vater tut, denke ich, klappe das Buch zu und lege es auf den Tisch. Seit jenem Besuch bei Doktor Gärtner, der ihm sagte, er müsse in Koexistenz mit dem Krebs leben, feilscht er. Er arrangiert sich mit dem Feind in seinem Körper, unterzieht sich Behandlungen, klagt nicht, jammert nie und hofft, dass sein Verhalten belohnt wird. Hofft, dass

Tumor und Metastasen sich zurückbilden oder zumindest nicht wachsen und er, vielleicht mit ein paar Einschränkungen, weiterleben kann. Wie um zu beweisen, dass der Handel aufgeht, benimmt er sich, als sei er gesund.

Am Nachmittag liegen wir im Sauerstoff-Garten. Mein Vater hat geschlafen, ein halbes Stück Kuchen gegessen und einen Apfel. Nun scherzt er mit Schwester Carla, die ihm die Sauerstoffmaske abnimmt. »Ach, meine kleine Sonne, wenn es Sie nicht gäbe.«

Schwester Carla lacht und streicht ihre Haare zurück. »Ach, Herr Beil«, seufzt sie, »wenn doch alle Patienten so charmant wären wie Sie.«

Wie auf ein Stichwort drückt jemand die Türklinke herunter – und Hilda aus New York kommt herein. »Schwester, Schwester ...!«

»Hi ...«, sage ich. »Da sind Sie ja wieder.«

Hilda beachtet mich nicht. »Schwester, mein Arm schmerzt. Sie müssen etwas tun. Ich habe schon mit Frau Doktor gesprochen, auch mit dem Herrn Professor. Sie sollen mir meinen speziellen chinesischen Tee bringen, und außerdem bekomme ich Akupunktur.«

»Ich werde mich darum kümmern«, sagt Schwester Carla. »Aber jetzt kommen Sie erst einmal zur Sauerstoff-Therapie?«

»Ja, natürlich. Aber das andere kann nicht warten.« Hilda lässt sich auf eine Liege fallen. Sie klingt atemlos. Sie trägt ein veilchenfarbenes Kostüm und viel Schmuck.

»Hi ...«, sage ich noch einmal. »Wie geht es Ihnen?«

»Hi, Darling ...« Hilda scheint mich nicht zu erkennen. Doch als sie meinen Vater sieht, geht plötzlich ein Leuchten über ihr Gesicht. »Ach«, ruft sie und wedelt mit ihrer beringten Hand. »Da ist ja dieser gut aussehende Mann mit seiner

Tochter. Immer noch hier? Ist das ein gutes oder ein schlechtes Zeichen?«

Schwester Carla rollt mit den Augen, sagt aber nichts.

»Ich denke, es spricht auf jeden Fall für die Ärzte und das Personal in dieser Klinik«, antwortet mein Vater höflich.

»Ach, Herzchen …« Hilda zupft an ihrer Perücke, und ich frage mich, wen sie meint. Sie zieht zwei schwere Ohrringe von ihren Ohrläppchen und steckt sie in ihre Handtasche. »Schwester!«

»Ja?« Schwester Carla streckt sich, um den Infusionsbeutel aufzuhängen. Mein Vater steht auf, um ihr zu helfen.

»So ein Kavalier«, sagt Hilda, und in ihrem harten Akzent klingt das Wort Kavalier eher wie ein militärischer Rang, fast schlage ich die Hacken zusammen. Die Tür geht auf, und eine Schwester kommt herein, sie schiebt einen Tropf.

»Das ist Schwester Olga«, raunt mein Vater. »Du weißt schon …«

Ich schüttle den Kopf.

»Die mit der Waage …«

Ich nicke und beiße mir auf die Lippe.

»Schwester-Schwester-Schwester …« Hilda knöpft die Jacke ihres Kostüms auf und reicht sie Schwester Olga. »Bitte, Schätzchen, bring die in mein Zimmer.« Sie lehnt sich zurück und nimmt eine Sauerstoffmaske entgegen. Sie trägt eine Seidenbluse und wirkt älter, als ich sie in Erinnerung habe, aber vielleicht liegt das an ihren dunkel geschminkten Augen und dem knallroten Lippenstift.

Ich richte mich auf, meine Sauerstoffmaske noch in den Händen. Vor den Fenstern bauschen sich die Gardinen. Draußen wird es schon wieder dunkel.

»Wie ist es Ihnen ergangen, seit wir uns das letzte Mal gesehen haben?«, fragt mein Vater.

»Ach …«, seufzt Hilda, und diesmal rollt sie mit den Augen. »Meine Ärzte in New York haben einfach keine Ahnung. Ich bezahle ihnen ein Vermögen, aber der Krebs frisst sich weiter durch meine Eingeweide.«

Mein Vater schluckt.

»Wo ist bloß meine Brille?« Hilda wühlt in ihrer Handtasche.

»Wo ist eigentlich Ihre Schwester?«, frage ich.

»Bei einer Beerdigung.«

Schwester Olga schiebt den Tropf neben Hildas Liege.

»Meine Tochter war neulich in New York«, sagt mein Vater. »Sie ist beim Marathon mitgelaufen.«

»Wirklich?«, fragt Schwester Carla.

»Ach, Schätzchen«, sagt die Frau, setzt ihre Brille auf, ein Modell mit großen Gläsern und goldenem Gestell, und mustert mich. «So eine Tortur, warum tust du dir das an?«

»Ich laufe öfter Marathon. Es macht mir Spaß.«

»Papperlapapp, niemandem macht so eine Quälerei Spaß. Komm erst mal in mein Alter, dann bist du froh, wenn du noch zu Fuß gehen kannst. Dann bereust du alles, was du deinen Knochen jemals zugemutet hast.«

Ich widerstehe der Versuchung zu fragen, wie alt sie ist.

»Wie geht es eigentlich unserem Freund, diesem schüchternen Marschmusikanten?«

Schwester Olga hängt zwei Infusionsbeutel auf.

»Gibt es Neuigkeiten? Ist er schon abgereist nach Italien?«

Schwester Carla senkt den Blick. »Er ist gestorben.«

Mein Vater schluckt. Ich schlucke.

»Oh.« Hilda stülpt das Gummiband ihrer Maske über den Kopf, wobei die Perücke verrutscht. »Neulich habe ich doch noch mit ihm gesprochen. Von Ihnen hat er auch erzählt, von irgendeinem Konzert mit Marschmusik.«

Mein Vater ist blass. Mir ist flau.

Hilda stülpt sich die Sauerstoffmaske aufs Gesicht, schiebt sie aber gleich wieder hoch. »Schwester, ich brauche noch ein Kissen für meine Füße.«

»Bringe ich Ihnen gleich.«

Sie zupft an ihrer Perücke. »Man muss im Leben alle Gelegenheiten beim Schopf packen. Ein Mal habe ich etwas auf die lange Bank geschoben und es bitter bereut. Seither lebe ich, als sei jeder Tag der letzte.« Sie wischt über ihre schwarz getuschten Wimpern und wirft Schwester Olga einen Blick zu, die neben ihr wie eine Kirchenmaus wirkt, farblos und stumm.

Hilda seufzt, zieht ihre Sauerstoffmaske über Mund und Nase und beginnt mit der Therapie.

Mein Vater und ich stehen auf und verabschieden uns.

Auf dem Heimweg halten wir am Ortsausgang an einer Tankstelle. Ich tanke und kaufe Kekse. »Möchtest du einen?«

»Gern«, sagt mein Vater. Und hustet. Er hustet und hustet und keucht und ringt nach Luft, er greift sich an die Kehle, seine Augen schreckensweit, sein Gesicht starr vor Schmerz und Schreck, die Adern an seinen Schläfen treten hervor, er presst ein Taschentuch vor den Mund, Schleim löst sich, er spuckt und hustet, in seiner Brust rasselt es.

Ich erstarre.

Mein Vater ringt nach Luft, Panik steht in seinen Augen. Sein Gesicht läuft rot an, er greift nach meinem Arm, krallt seine Finger in mein Fleisch, es ist, als wolle er etwas sagen, doch es kommt nur ein Krächzen.

Es ist wie ein Todeskampf.

Ich starte den Motor und rase zurück zur Klinik. Ich rufe nach einem Pfleger, gemeinsam führen wir meinen Vater hinein. Schwester Clara und Professor Abel kommen mit einem Inhalationsgerät angelaufen. Mein Vater ringt nach Luft. Er inhaliert. Hilflos streichle ich seinen Rücken. Nach einer Weile nimmt sein Gesicht wieder eine normale Farbe an. Der Husten lässt nach. Er kann wieder atmen.

»Warum hustet er so fürchterlich?«, frage ich. »Sollte er besser hierbleiben?«

»Wir haben Ihrem Vater ein schleimlösendes Mittel gegeben«, sagt Professor Abel. »Darum war der Husten so heftig.«

Mit klopfendem Herzen starte ich eine Stunde später erneut den Motor.

♦ ♦ ♦

Es duftet nach Gans und Rotkohl, als ich die Wohnung betrete. »Angelika wirbelt seit heute Morgen in der Küche«, sagt mein Vater und nimmt mir Tasche und Tüten ab. »Die Gäste kommen gegen sechs Uhr.«

»Dann haben wir ja noch Zeit.« Ich ziehe meinen Mantel aus. »Ich muss mich erst mal hinsetzen. Der Zug war voll, und ich hatte keine Platzreservierung.«

»Raus aus der Küche«, sagt Angelika, als mein Vater die Kühlschranktür öffnen will. »Geht ins Wohnzimmer. Ich bringe euch gleich was zu trinken.«

Mein Vater gehorcht und schiebt mich den Flur entlang, vorbei an Fotos von ihm und Josephine Baker, Nana Mouskouri, Roy Black, Frank Zander, Klaus Baumgart, Roberto Blanco. Er setzt sich aufs Sofa und breitet eine Decke über seine Beine.

»Wie geht es dir?«, frage ich.

»Heute geht's schon wieder besser.« Er hustet.

»Immer noch die Bronchitis?«

Er nickt. »Ich bin seit Tagen nicht Fahrrad gefahren. Ich habe keine Puste mehr.« Er stopft sich ein Kissen in den Rücken. »Doktor Gärtner hat mich gestern untersucht.«

»Hat er Medikamente verschrieben?« Untersuchungen, die nicht in der Klinik vorgenommen werden, führt Vaters Hausarzt durch.

Er nickt. »Angelika hat sie schon auf den Plan gesetzt.«

»Und du hältst dich daran? Nimmst du alle Tabletten wie vorgeschrieben?« Ich sehe ihn an wie eine strenge Mutter.

»Natürlich.« In seiner Brust rasselt es.

Angelika bringt Kaffee und Mineralwasser. Ich schenke ein, gebe meinem Vater Zucker dazu, rühre um, reiche ihm die Tasse. »Danke. Aber jetzt erzähl, wie es dir geht.«

»Gut. Im Januar habe ich wieder Auftritte und Drehtermine, bis dahin ist es ruhig. Ich kann mich ein bisschen ausruhen. Außerdem will ich meinen Flur streichen.«

»Hast du jemanden, der dir hilft?«

»Das kann ich allein.«

Mein Vater trinkt einen Schluck Kaffee. »Oh, ist der heiß.«

»Ich habe unten im Blumenladen einen Strauß bestellt, für Gudrun.«

»Ach, das ist eine schöne Überraschung.«

»Sie bezahlt alle Arztrechnungen, sie ist so rührend – ich möchte ihr zum Dank etwas zu Weihnachten schenken. Ich habe ein Buch über Engel gekauft und werde noch einen Brief schreiben.«

Mein Vater hustet und nickt.

Ich lege eine CD mit seinen alten Trompetenhits auf, und wir trinken unseren Kaffee. »Schmückst du später mit mir den Tannenbaum?«

»Selbstverständlich.«

Im Blumenladen bin ich überrascht, wie schön fünfzig weiße Rosen aussehen. Ich danke der Blumenhändlerin und laufe hoch in die Wohnung. Angelika gibt mir einen Eimer, weil keine ihrer Vasen groß genug ist. Ich setze mich zu meinem Vater, nehme Briefpapier und einen Füller. Die Worte kommen von allein – ich danke Gudrun für ihre Unterstützung, nenne sie Fesis Schutzengel, denn ohne sie würde er vielleicht nicht mehr leben, zumindest würde es ihm nicht so gut gehen, wie es ihm trotz allem geht. Ich lese meinem Vater den Brief vor. Ihm stehen Tränen in den Augen. »Das hast du wunderschön geschrieben.«

Ich ziehe mich um und leihe mir sein Auto. Gudrun wohnt in einer Villa nahe der Elbe. Ein schmiedeeisernes Tor öffnet sich, ich fahre die Auffahrt hinauf. Zart und schön, in einem eleganten Kleid und gefolgt von drei Doggen, empfängt sie mich. Sie freut sich, mich zu sehen. Ich überreiche ihr die Blumen und mein Geschenk. Sie bittet mich in den Salon, wo ihr Sohn und seine Frau sitzen, die ich seit der Hochzeit nicht gesehen habe. Ich begrüße sie, wir wünschen einander schöne Weihnachten. Gudrun lässt ein Glas bringen, ihr Sohn schenkt Rotwein ein. Auf dem Tisch brennen Kerzen. Ein wenig fühle ich mich, als würde ich ein Familientreffen stören. Gudruns Schwiegertochter fragt: »Wie geht es Ihrem Vater?«

»Ganz gut«, antworte ich. Und erzähle, wie es ihm geht.

Plötzlich fängt Gudrun an zu weinen. Ich stehe auf, umarme sie. Doch auch mir kommen Tränen. Wir umarmen uns, sagen nichts, halten uns fest.

Der Sohn räuspert sich, steht auf, verlässt den Raum. Seine Frau folgt ihm. Ich reiße mich zusammen, setze mich, putze meine Nase, reiche Gudrun ein Taschentuch. Sie stößt gegen ein Glas, Rotwein läuft über den Tisch, auf meine Hose. Sie läuft hinaus, ruft das Hausmädchen, ich sage: »Gudrun, es ist überhaupt nichts zu sehen.«

Bald darauf gehe ich. Gudrun begleitet mich. In der Halle umarmen wir uns. Sie sieht mich an. »Ich weiß noch, als Peter mich anrief, als du gerade geboren warst. Ich habe euch im

Krankenhaus besucht. Du warst so winzig, als ich dich im Arm hielt.« Sie greift nach meiner Hand. »Und jetzt bist du erwachsen und sorgst für Peter.« Ihre Finger sind warm und streicheln meine. »Es wird nicht euer letztes Weihnachtsfest sein.« Sie lässt mich los und tritt einen Schritt zurück. »Ich wünsche Peter, dass es ihm bald besser geht.«

Ich küsse sie auf die Wange, dann ziehe ich meinen Mantel an und schließe die schwere Tür.

Als ich zurückkomme, umfängt mich wieder der Duft von Äpfeln, Gans und Rotkohl, und die Küchentür ist geschlossen. Drinnen höre ich Angelika hantieren.

»Eine Überraschung«, sagt mein Vater und zieht die Schultern hoch. Er hat sich umgezogen, trägt helle Hosen und einen hellblauen Kaschmirpulli, Halbschuhe. Ich lege den Autoschlüssel auf die Kommode neben der Garderobe.

»Würdest du mir einen Gefallen tun und mich zu Helga fahren?«

»Jetzt?«

»Ja, bitte.« Er räuspert sich. Auf dem Stuhl neben ihm liegt ein Geschenk.

»Gut«. Ich knöpfe meinen Mantel wieder zu. »Fahren wir.«

Mein Vater zieht eine Jacke an und nimmt das Geschenk. Helga ist seine älteste Freundin, er kennt sie seit seiner Jugend. Obwohl sie nur ein paar Straßen entfernt wohnt, sehen sie sich selten. Als ich einmal nach dem Grund fragte, schwieg er.

Ich parke vor der Haustür und helfe meinem Vater beim Aussteigen. Er hustet. Vor der Tür bleibt er stehen. Er atmet schwer, in seiner Brust rasselt es. Er hustet wieder, es klingt, als habe er sich verschluckt, doch ich traue mich nicht, auf seinen Rücken zu klopfen, ich will ihm nicht wehtun. Er hustet heftiger. Seine Augen weiten sich. Er scheint keine Luft zu bekommen.

Ich bekomme Angst.

Dann ist es vorbei.

Blass lehnt mein Vater an der Hauswand, atmet in kurzen Stößen. »Oh, Fesi … das ist aber eine schlimme Bronchitis.«

»Ja, die ist wirklich schlimm. Aber jetzt geht's schon wieder besser.« Er klingelt.

Sie begrüßen sich, als hätten sie sich gestern noch gesehen. Doch ich bemerke den Schreck in Helgas Augen. Sie stellt Kekse auf den Tisch, einen Christstollen und Mineralwasser. Mein Vater setzt sich in einen Sessel. Er überreicht sein Geschenk. Helga packt es aus. Es ist eine der ersten CDs einer Sonderedition anlässlich des fünfzigsten Bühnenjubiläums meines Vaters.

Helga sieht ihn an, drückt seine Hand, weint.

Mein Vater weint.

Und dann weine ich.

»Weißt du, mein Schatz«, schluchzt Helga und nimmt auch meine Hand, »dein Vater und ich waren immer verbunden. Auch wenn wir uns lange nicht gesehen haben.«

Wir bleiben nur eine halbe Stunde. »Ich wünsche euch ein schönes Fest«, sagt Helga zum Abschied. Ihre Augen glänzen feucht.

In der Wohnung riecht es nach Orangen, Äpfeln, Gans und Rotkohl, und Angelika läuft mit einer Schachtel Tannenbaumkugeln durch den Flur ins Wohnzimmer. Ich helfe meinem Vater, sich auf dem Sofa auszustrecken, dann ziehe ich schnell eine saubere Hose an. Eingehüllt in seine Decke sieht er zu, wie seine Frau und seine Tochter den Weihnachtsbaum schmücken, und gibt Anweisungen. Wir hängen erst rote, dann goldene Kugeln auf, befestigen Sterne und hängen Lichterketten über die Zweige. Zum Schluss schmücken wir die Spitze des Tannenbaumes mit einer roten Schleife.

Wir machen ein paar Fotos. Dann kommen die Gäste.

Angelika hat ihre Tochter und ihren Enkel eingeladen, außerdem eine Freundin mit ihrem Sohn. Alle haben Geschenke, Essen und Getränke mitgebracht, im Wohnzimmer türmen sich Kartons und Päckchen unter dem Tannenbaum, und der Tisch steht voller Leckereien. Angelikas Tochter legt eine CD mit Weihnachtsliedern auf, ihr Sohn zündet Kerzen an, die Freundin öffnet eine Flasche Wein. Der Tannenbaum funkelt, und mein Vater nimmt ein Stück Gans, ein bisschen Rotkohl, ein paar Kartoffeln; ich bin glücklich über jeden Bissen, den er isst. Alle reden durcheinander, lachen, loben die Weihnachtsdekoration und Angelikas Kochkünste, loben das schöne Fest.

Doch allen steht es ins Gesicht geschrieben.

Und niemand spricht es aus.

Nach dem Essen legt mein Vater sich auf das Sofa. Ich leiste ihm Gesellschaft, während Angelika und ihre Freundin den Tisch abräumen. Ich breite die Decke über seine Beine, hole seine Medikamente, reiche ihm ein Glas Wasser, massiere seine Füße. In der Küche höre ich die Frauen tuscheln. Ein Schluchzen. Ich lege eine andere CD auf, eine von Robby Williams. Weihnachten habe ich nie sehr gemocht, Weihnachtslieder auch nicht. Die beiden Jungen sehen kurz von ihrer Computerzeitschrift auf, sagen »Cool« und blättern weiter.

Mein Vater hustet. Ich hole sein Inhalationsgerät. In der Küche reibt Angelika sich die Augen.

Bevor die Bescherung beginnt, wünsche ich mir, dass wir die Geschenke nacheinander auspacken, sodass es länger dauert und stimmungsvoller wird. »Eine gute Idee«, sagt mein Vater. Die Jungen maulen, sie sind ungeduldig. Doch ich setze mich durch.

Wir versammeln uns vor dem Tannenbaum, und der Erste, der ein Geschenk auspacken darf, ist mein Vater. Er bekommt einen roten Kaschmirpullover von Angelika. Dann reißt Angelikas Enkel das Papier von einem großen Karton und jubelt; Angelika und mein Vater haben ihm einen Computer geschenkt. Ich öffne ein Päckchen und bekomme eine Flasche Duschgel. Angelikas Tochter bekommt CDs. Dann ist mein Vater wieder an der Reihe. Seine Finger, die immer kräftig und ein bisschen ungeschickt waren, sind nun schlank und wunderschön und entfernen die Schleife meines Geschenks. Er hält es hoch – ein T-Shirt, das ich ihm vom New-York-City-Marathon mitgebracht habe. Er küsst mich und bedankt sich. Dann bekommt Angelikas Enkel ein Computerspiel, das er sofort ausprobieren will. Mein Vater schaut zu. Mit einem stillen Lächeln auf den Lippen sitzt er auf seinem Stuhl. Heftige Liebe überkommt mich und gleichzeitig ein Gefühl, als würde ich bereits Abschied von ihm nehmen.

Ich stehe ich auf, gehe in die Küche und weine.

Als ich zurückkomme, munter und mit zwei vollen Flaschen Mineralwasser, packt mein Vater gerade ein Kissen aus, eines, um im Sitzen zu schlafen. Er legt es um seinen Hals, lehnt sich zurück und lächelt. »Sehr komfortabel, danke schön.« Er gibt Angelika einen Kuss. Ich packe ein weiteres Päckchen aus und bekomme eine Flasche Creme. Angelika, ihre Tochter, ihre Freundin, die Jungen packen weitere Päckchen aus, und irgendwann sind der Fußboden voller Papier und der Tisch voller Geschenke. Mein Vater schiebt mir einen Umschlag zu und sagt: »Lies ihn später.«

Mein Magen krampft sich zusammen.

Dann nimmt er seine Decke. »Ich lege mich hin.«

»Ach, bleib doch noch!«, sagt Angelikas Freundin.

»Nein. Macht es euch gemütlich. Ich gehe ins Bett.«

Als er die Schlafzimmertür hinter sich schließt, fängt Angelika an zu weinen.

»Wie geht es ihm?«, fragt ihre Tochter.

»Was mache ich, wenn es schlimmer wird?«, schluchzt Angelika.

»So war es bei meinem Vater auch«, sagt ihre Freundin.

Alle weinen, und ich denke an die vielen Feiern, bei denen mein Vater der Letzte war, der nach Hause ging.

Später fahre ich zu einem Freund, bei dem ich übernachte. Im Taxi öffne ich den Umschlag. Mein Vater hat mir einen Brief geschrieben:

Meine geliebte Caro, in diesem Jahr ist es mir einfach schwer gefallen, Dir zu Deinem vierzigsten Geburtstag zu gratulieren und Dir ein passendes Geschenk zu machen.

Mein Wunsch war, dass wir nach dem großen 30-60-90-Fest noch einmal ein 40-70-100-Fest feiern können. Doch da ich nicht wusste, ob Omi, du und ich das erleben würden, habe ich diesen Wunsch immer tief in mir verborgen gehalten. Inzwischen ist Omi gestorben. Doch ich glaube daran, dass Du und ich meinen siebzigsten Geburtstag im kommenden Sommer feiern werden – und ich danke Dir für alles auf unserem gemeinsamen Weg.

Dein Fesi

Ich lese den Brief ein zweites Mal und schiebe ihn wieder in den Umschlag. Ich weine, doch diesmal nicht, weil dies vielleicht das letzte Weihnachtsgeschenk meines Vaters an mich ist, sondern weil ich das Gefühl habe, zwischen Unmengen von Geschenken mit nichts als einem jämmerlichen Briefumschlag in der Hand zu sitzen.

Am nächsten Morgen wache ich auf. Ich fahre zu meinem Vater. »Ist das alles, was ich bekomme?«, frage ich. »Ein Brief und eine Flasche Duschgel?«

»Aber Caro …«

»Alle kriegen Berge von Geschenken. Angelikas Enkel, der nicht einmal *dein* Enkel ist, schenkst du einen Computer – und ich, deine einzige Tochter, bekomme nichts?«

»Sag das nicht so. Das ist gemein!«

»Nicht dass ich die Dinge beim Namen nenne, sondern dass sie sind, wie sie sind, ist gemein!«

Ich nehme meine Sachen und fahre zurück nach Berlin.

◆ ◆ ◆

Zu Hause renoviere ich den Flur. Ich reiße Tapeten von den Wänden, klebe ab, spachtle und streiche, ich schleife und lackiere die Tür, schrubbe die Dielen. Ich tobe und versuche, all die komplizierten und widersprüchlichen Gefühle in mir zu ordnen.

Ich bin verletzt, fühle mich verlassen von meinem Vater, der andere beschenkt und mich mit einem Brief abspeist.

Bin ich egoistisch? Ein verzogenes Einzelkind, eine, die fordert – während er gibt, was er mit seinen schwindenden Kräften noch geben kann?

Aber es ist nicht gerecht!

Ich liebe ihn doch, habe ihn immer geliebt, glühend, innig.

Und ich tue so viel für ihn.

Doch er schenkt mir nichts zum Geburtstag, nichts zu Weihnachten.

Sieht er denn nicht, dass es mein letztes Geschenk wäre?

Eine meiner letzten Erinnerungen an ihn?

Nein … – denn er kämpft mit dem Tod.

Und ich … – ich sollte ihn stützen, statt zu fordern.

Hätte ich, was ich gesagt habe, nicht sagen sollen?

Aber ich habe recht!

Und wie oft habe ich ihn brennend vermisst.

Warum spürt er meine Bedürfnisse nicht?

War es unser letztes gemeinsames Weihnachtsfest?

Urrgh … – diese vorweggenommene Trauer zerreißt mir das Herz.

Noch lebt er!

Ich schlage den Pinsel in die Farbe, streiche und schrubbe, bis ich matt und erschöpft bin. Mir ist, als hätte ich vergessen, wie man einfach nur glücklich ist.

KAPITEL 4

Am 10. Januar wird mein Vater erneut punktiert. Die Ärzte entnehmen 1300 Milliliter Punktat; fast eineinhalb Liter Flüssigkeit haben sich in seiner Brust gesammelt. Am Morgen rufe ich an und wünsche ihm alles Gute, am Nachmittag rufe ich an und frage, wie die Behandlung verlaufen ist. Mein Vater berichtet knapp, seine Stimme klingt matt. Er muss sich ausruhen.

Ich rufe ihn täglich an.

Über Weihnachten sprechen wir nicht mehr.

◆ ◆ ◆

Gudrun, die meinen Vater beauftragt hatte, ein Lied zur Hochzeit ihres Sohnes zu komponieren, hat sich eine weitere Komposition gewünscht.

Ende Januar fahren mein Vater und ich in das Studio, in dem wir ein Jahr zuvor das Hochzeitslied aufgenommen haben. In der Nacht hat es geschneit, und die Bäume am Straßenrand sehen aus wie mit Puderzucker überzogen. Der Himmel ist wolkenverhangen, die Straße an manchen Stellen gefroren. Als wir die Auffahrt hochlaufen, sagt mein Vater: »Hoffentlich komme ich die Treppen hoch, ohne stehen zu bleiben.« Er atmet schwer. In seiner Brust rasselt es. Ich stütze ihn, langsam steigen wir die Stufen hoch.

Ein paar Geiger und ein Cellist sind bereits da und begrüßen uns.

»Peter!«, ruft der Tonmeister aus dem Regieraum. »Schön dich wiederzusehen.« Er taucht im Türrahmen auf, bleibt stehen.

In allen Gesichtern sehe ich blanken Schreck.

Mein Vater legt seine Noten auf einen Stuhl. Ich helfe ihm, die Jacke auszuziehen, tue, als täte ich das immer, einfach, weil ich eine aufmerksame Tochter bin. An den Wänden hängen Fotos von Musikern, goldene Schallplatten und Widmungen; ich entdecke ein Foto von meinem Vater und mir, es wurde kurz vor unserem Konzert in New York aufgenommen.

Nach und nach kommen immer mehr Orchestermusiker. Alle begrüßen einander; und jeder, der meinem Vater die Hand schüttelt, erschrickt. Ich weiß nicht, ob er nichts bemerkt oder sich nichts anmerken lässt, jedenfalls geht er darüber hinweg. Er verschwindet im Aufnahmeraum, wo der Tonmeister und ein Toningenieur schon die Mikrophone für das Orchester aufgebaut haben und dabei sind, sie einzurichten. Ich setze mich in den Regieraum hinter die große Glasscheibe und sehe zu. Mein Vater läuft zwischen Stühlen und Notenständern herum, bespricht Arrangements, erklärt. Alle behandeln ihn, wie sie es immer getan haben – wie einen geschätzten Kollegen. Doch sein Pullover fällt lose, seine Hosen sind zu weit.

Er sieht aus … – wie ein kranker Mann.

Ich streiche die Haare zurück, beiße mir auf die Lippe. Es ist, als sähe ich meinen Vater plötzlich durch die Augen der anderen.

Ich werde diesen Blick nicht mehr los. Den ganzen Tag nehmen wir Musik auf, das Orchester spielt, wir mischen. Immer wieder unterbrechen wir, machen Pause. Die Frau des Tonmeisters bringt Getränke, bereitet belegte Brötchen und

Mozzarella mit Tomaten. Mein Vater isst nichts. Und niemand sagt etwas. Kurz darauf steht er wieder am Mischpult, erklärt Einsätze, korrigiert, kritisiert, lobt. Er ist in seinem Element, ich sehe ein Leuchten in seinem Gesicht, das ich gut kenne. Doch er atmet schwer. Hustet. Seine Brust rasselt.

Ich nehme meinen Fotoapparat. Doch mir ist, als würde ich die letzten Aufnahmen meines Vaters vor seinem Tod machen.

Am nächsten Tag begleite ich meinen Vater in die Klinik. Er wird erneut punktiert; diesmal entnehmen die Ärzte 2620 Milliliter Punktat.

Zur Hyperthermie-Behandlung am Nachmittag geht er allein. Inzwischen fällt es ihm schwer, still auf dem Bauch zu liegen, der Applikator drückt, er bekommt schlecht Luft. »Teil dir die Zeit in Etappen ein, dann vergeht sie schneller«, rate ich. »So mache ich es, wenn ich Marathon laufe.«

Er lächelt, nickt und zieht die Tür hinter sich zu.

Ich steh auf dem Flur und weine.

Dann reiße ich mich zusammen. Professor Abel hat um ein Gespräch gebeten.

»Nehmen Sie Platz«, sagt er und deutet auf die Sofas. Draußen ist der Himmel grau, der Wald versinkt in aufsteigendem Nebel.

»Ich möchte etwas mit Ihnen besprechen.« Er öffnet einen Knopf seines Kittels und lehnt sich zurück. Sein Blick ist klar und offen, seine Stimme fest. »Frau Beil, ich denke, wir sollten bei der Chemotherapie Ihres Vaters künftig ein anderes Medikament hinzuziehen.«

»Aber er verträgt die Therapie gut.«

»Andere Medikamente könnten eine stärkere Wirkung erzielen.«

»An welches Mittel denken Sie?«

Er nennt einen Namen. Ich zucke zusammen. Im Internet habe ich viel darüber gelesen. »Es hat schreckliche Nebenwirkungen«, flüstere ich.

»Es könnte Ihrem Vater helfen.«

»Die Patienten bekommen schrecklichen Ausschlag, ihnen ist übel, sie können nichts essen. Mein Vater hat so viel Gewicht verloren, er wiegt nur noch knapp siebzig Kilo. Was nutzt es ihm, wenn der Tumor schrumpft, er aber an Schwäche stirbt?«

»Wir müssen Vorteile und Nachteile abwägen. Wir würden mit einer geringen Dosis anfangen und schauen, wie Ihr Vater das Medikament verträgt. Sollte er Ausschlag bekommen, setzen wir es sofort ab. Verträgt er es, kann es helfen, das Wachstum des Tumors und der Metastasen zu bremsen.«

Ich streiche die Haare zurück. Meine Hände sind feucht. In meinem Kopf überstürzen sich Gedanken, schlimmste Befürchtungen.

»Da die Hyperthermie-Behandlung die Wirkung verstärkt, können wir das Präparat niedrig dosieren. Und wir können Ihrem Vater Medikamente geben, um eventuelle Nebenwirkungen zu lindern.«

Ich beiße mir auf die Lippe, sehe aus dem Fenster. Professor Abel schweigt. Er lässt mir Zeit, wartet ab.

»Wird es helfen?« Meine Stimme klingt rau. »Und wenn ja, wie lange? Einen Monat? Ein Jahr? Was, wenn der Tumor trotzdem wächst? Was, wenn er nicht wächst, aber mein Vater leidet, wenn sein Leben zur Qual wird?«

»Ich kann Ihnen leider keine Antworten auf diese Fragen geben.« Professor Abel beugt sich vor, faltet die Hände, sieht mich an. »Krebs bedeutet ein Leben in Ungewissheit.«

Ich bekomme eine Gänsehaut.

»Aber die Möglichkeiten, die wir haben, sollten wir nutzen.«

»Ich habe so viel Schreckliches über dieses Medikament gelesen«, sage ich. Mein Hals ist trocken.

Der Professor schenkt Wasser ein und schiebt mir das Glas über den Tisch.

Ich trinke einen Schluck. »Ich habe immer …« Meine Hände sind kalt. »Ich habe immer wieder gelesen, dass dieses Medikament sozusagen die letzte Option ist.«

»So würde ich das nicht formulieren. Es ist ein sehr wirksames Präparat, und natürlich kann es Nebenwirkungen hervorrufen. Manche Patienten vertragen es gut, manche nicht – man kann das nicht vorhersehen. Jeder Körper reagiert anders.«

»Viele Patienten sind gestorben, kurz nachdem sie dieses Mittel bekamen.«

»Frau Beil …« Professor Abel lehnt sich zurück, sieht aus dem Fenster, einen Moment verliert sich sein Blick. Dann holt er Luft, sieht mich wieder an. »Diese Berichte in den Internetforen werden oft von zutiefst verzweifelten Angehörigen geschrieben. Ich kann verstehen, dass sie die Dinge so erleben, wie sie sie schildern.« Das Telefon klingelt. »Aber als Arzt beurteile ich manches anders.« Professor Abel steht auf, nimmt ab. Während er telefoniert, versuche ich, eine Entscheidung zu treffen. Doch mein Gehirn ist wie zäher Teig, ich kann keinen klaren Gedanken fassen.

Der Professor legt den Hörer auf und setzt sich wieder mir gegenüber. Er faltet die Hände in seinem Schoß. Mir fällt auf, dass er seinen Stift nicht bei sich hat. »Frau Beil, wir treffen die Entscheidung nicht jetzt. Ich wollte aber mit Ihnen sprechen, denn Ihr Vater möchte solche Gespräche nicht führen, und ich respektiere diesen Wunsch.«

»Er würde sagen, ich solle das entscheiden.« Ich schiebe eine Strähne hinters Ohr.

Professor Abel nickt. »Wahrscheinlich.« Er sieht mich an. »Das ist sehr belastend für Sie, nicht wahr?«

Ich nicke und beiße mir auf die Lippe.

Professor Abel drückt meine Hand, einen Moment länger, als man es tut, um sich zu verabschieden. Er lächelt und sagt: »Ich werde Sie unterstützen, so gut ich kann.«

Ich hinterlasse meinem Vater eine Nachricht und gehe in den Wald.

Die Luft ist feucht und kalt. Ich schlinge meinen Schal um den Hals und setzte meine Mütze auf. Der Boden unter meinen Füßen ist matschig, der Himmel grau wie Blei. Eine Krähe fliegt auf. Im abgestorbenen Unterholz ragen kahle Zweige in die Höhe, und die Bäume mit ihren verwachsenen Ästen wirken wie unheilvolle Gestalten.

Ich springe über einen Baum, der im Weg liegt, und lande in einer Pfütze, ihre dünne Eisschicht bricht. Ich stapfe weiter. Ein Rabe hüpft auf einen herabgefallenen Ast und schaut mir zu. »Verschwinde«, sage ich. »Unglücksbote.«

Der Rabe sitzt reglos da und schaut mich an.

An der Gabelung zögere ich und nehme diesmal den linken, schmaleren Weg. Er führt tiefer in den Wald. Die Kälte brennt auf meiner Haut, und ich ziehe meine Mütze in die Stirn. Immer wieder rekapituliere ich das Gespräch mit Professor Abel.

Als ich in den ersten Wochen nach der Diagnose alles las, was ich finden konnte, stieß ich immer wieder auf Berichte über jenes Medikament. Patienten litten unter schrecklichsten Nebenwirkungen, Angehörige schilderten unfassbare Qualen. Diese Berichte begründeten meine tiefen Zweifel gegenüber einer Chemotherapie – und nun soll ich entscheiden, dass mein Vater damit behandelt wird?

Der Pfad endet unvermittelt. Ich sehe mich um und beschließe, mich durchs Unterholz zu schlagen. Ich trete Zweige zur Seite, steige über Baumstämme, stapfe durch gefrorenes Gras. Ich laufe in die Richtung, in der ich die Klinik vermute, und versuche, nicht die Orientierung zu verlieren.

Ich fürchte mich.

Ich fürchte, meinem Vater Schlimmes anzutun, wenn ich zustimme, und ich fürchte, ihm noch Schlimmeres anzutun, wenn ich dagegen stimme.

Ich weiß nicht, was ich tun soll.

Ich will entscheiden, will die Kontrolle behalten; und wünsche mir, dass jemand mir die Last der Verantwortung abnimmt.

Ein Baumstamm versperrt den Weg. Ich springe darüber und lande in einer Senke, die ich nicht gesehen habe, mitten in nassem Laub und Moos. Auf dem Moos hängt Tau, zarte, kristallklare Tropfen. Einen Moment halte ich inne – es sieht wunderschön aus.

Soll ich Professor Abels Vorschlag zustimmen?

Ich stehe auf, ziehe meinen Schal fester und laufe weiter. Es dämmert, ich halte auf die Stelle zu, an der ich die Klinik vermute, etwas knackt unter meinen Schritten, ein morscher Ast, die Kälte treibt mir Tränen in die Augen. Ich nehme mein Handy und schicke meinem Vater eine SMS. Bevor ich ging, traf ich im Café den Spanier; er sah aus wie das blühende Leben.

Vielleicht hilft das Medikament wirklich?

Was Professor Abel über die Berichte im Internet gesagt hat, stimmt, das muss ich einräumen. Und vielleicht reagiere ich wie andere Angehörige. Ist er derjenige, der am besten beurteilen kann, was gut für meinen Vater ist?

Er ist der Arzt.

Aber ich bin meines Vaters Tochter und liebe ihn.

Ich weine. Und stapfe weiter, bis ich plötzlich auf einen schmalen Pfad stoße. In den Bäumen sitzen Krähen. Sie schreien, ich zucke zusammen, laufe schneller.

Vielleicht sollten wir es versuchen.

Vielleicht hilft das Medikament meinem Vater.

Vielleicht stoppt es den Krebs.

Vielleicht sorgt es dafür, dass mein Vater sich erholt, noch eine Weile am Leben bleibt.

Bei mir bleibt.

Als ich aus dem Wald trete, liegt vor mir die Klinik. Hinter allen Fenstern brennt Licht, und einen Moment ist mir, als käme ich nach Hause.

◆ ◆ ◆

Während ich zu Dreharbeiten reise, bleibt mein Vater in der Klinik. Die Ärzte beginnen die Therapie mit dem neuen Medikament. Er verträgt es gut; ihm ist nur leicht übel, seine Haut ein wenig schuppig.

Doch er erholt sich nicht.

Am 30. Januar wird wieder eine Tomografie durchgeführt. Sie zeigt, dass der Tumor gewachsen ist und auch den linken Lungenflügel erfasst hat. In der gesamten Lunge, im Bauch, am Hals sowie entlang des Herzbeutels und der Lymphgefäße haben sich Metastasen gebildet.

◆ ◆ ◆

In der Wohnung gegenüber räumt das pensionierte Pastorenehepaar den Abendbrottisch ab, während ich den Computer hochfahre. Die Reisetasche steht unausgepackt im Flur, die

Post liegt ungeöffnet auf dem Tisch. Ich wähle mich ins Internet ein und tippe stereotaktische Strahlentherapie in die Suchmaschine. 9870 Einträge in 0,03 Sekunden.

Ich klicke die Seite einer Universität an. *Die Strahlentherapie ist eine sehr effiziente Behandlung, sie hat das Potenzial, einen Tumor vollständig zu vernichten*, lese ich.

Während der Zugfahrt habe ich mit Professor Talmann telefoniert. Er war auf dem Weg zu einem Kongress und tröstete mich. »Ei, Frau Beil, verzweifeln Sie nicht. Die Lage ist ernst, aber man kann immer noch etwas tun.« Er erzählte von der stereotaktischen Strahlentherapie, bei der ein Krankheitsherd aus mehreren Richtungen bestrahlt wird und die einzelnen Strahlenbündel in ihrer Kontur so geformt sind, dass sie sich präzise der unregelmäßigen Form des Tumors anpassen. Vor Monaten hatten wir schon einmal darüber gesprochen, uns dann aber für die Hyperthermie-Behandlung entschieden.

Ich klicke eine andere Seite an und lese, dass die hohe Präzision der stereotaktischen Strahlentherapie erlaubt, mit höheren Dosierungen zu arbeiten. Weil gleichzeitig nur kleine Ausschnitte bestrahlt werden, treten kaum Nebenwirkungen auf. Die Lebensqualität der Patienten wird kaum beeinträchtigt.

Später finde ich Berichte von Patienten, die nach einer solchen Bestrahlung über Schmerzen klagen. Von Patienten, die Strahlenschäden davontragen.

Wieder dieser Druck. Wieder diese Verantwortung.

Die positiven Berichte überwiegen.

Wenn die Hyperthermie selbst in Verbindung mit einer Chemotherapie nicht ausreicht, müssen wir den Tumor eben so bekämpfen.

Wir haben nicht mehr viele Möglichkeiten. Es geht meinem Vater von Tag zu Tag schlechter.

Ich notiere die Adresse einer Klinik in Süddeutschland.

Am nächsten Tag telefoniere ich noch einmal mit Professor Talmann. Ich bespreche mich mit Professor Abel.

Am Tag darauf verabrede ich einen Termin.

Doch meine bewährte Strategie, aktiv zu werden, rettet mich nicht.

Nachts schlafe ich schlecht. Ich wache auf, wandere durch die Wohnung. Ich lese. Bücher über das Sterben, über Tod durch Krebs, durch Alzheimer, durch Aids, über den Umgang mit Sterbenden in verschiedenen Kulturen, über Tod und Religion, ich lese Bücher über Nahtoderlebnisse, Seelenwanderung und Karma.

Ich will mich wappnen. Ich entwerfe einmal mehr ein *worst case scenario.*

Und schreie vor Schmerz und Verzweiflung.

Ich kann, ich will mir ein Leben ohne meinen Vater nicht vorstellen. Ich wehre mich mit Haut und Haaren und all meiner Liebe, die ich für ihn empfinde.

Ich telefoniere mit Professor Talmann.

»Ei, Frau Beil, manche Patienten überfordert es, sich mit dem Tod auseinanderzusetzen.«

»Ich wünsche mir so, mein Vater würde mit mir reden, mir sagen, wie es ihm geht. Ich stelle mir vor, dass er sehr verzweifelt sein muss. Nachts schläft er schlecht. Er ist unruhig. Die Ärzte sagen, es läge an der mangelnden Sauerstoffsättigung in seinem Blut, aber … aber ich denke, er hat Todesangst. Ich … ich möchte ihm helfen. Ich möchte mit ihm reden.«

»Ich denke, wir sollten eine solche Weigerung akzeptieren, auch wenn es uns schwerfällt.«

»Aber er kann doch nicht alles mit sich ausmachen!«

»Für manche Menschen ist es leichter, allein über etwas nachzudenken, als sich anderen mitzuteilen. Reden …« Er seufzt und macht eine Pause. »Reden muss man lernen. Das mag abgedroschen klingen – wahr ist es trotzdem.«

Ich suche nach den richtigen Worten und höre einen Moment nur das Rauschen in der Leitung. »Ich meine, wir müssen alle sterben …« Ich räuspere mich, streiche die Haare hinter die Ohren. »Aber wie nimmt man Abschied von jemandem, der alles verdrängt und negiert?«

»Ei, das ist schwierig.«

»Ich habe das Gefühl, alle Verantwortung lastet auf mir, während mein Vater still leidet.«

»Das kann ich gut nachvollziehen.«

»Nicht dass Sie mich falsch verstehen. Er tut mir leid, und ich liebe und bewundere ihn sehr. Vielleicht will er mich auch schützen, mich nicht belasten, und zieht es deshalb vor, die Dinge mit sich selbst zu klären. Aber manchmal macht mich sein Schweigen auch wütend. Ich fühle mich so hilflos.«

Ich atme aus, als wäre eine Last von mir gefallen.

»Ei, ich kann Sie sehr gut verstehen.«

»Kann ich denn gar nichts tun?«

»Versuchen Sie, mit Ihrem Vater ins Gespräch zu kommen. Bieten Sie es ihm an, aber drängen Sie ihn nicht.«

Ich telefoniere mit Julie.

Ich spreche mit engen Freunden; manche hören zu, stehen mir bei, weinen mit mir; manche hören zu, schweigen, wissen nicht, was sie sagen sollen; manche winken ab, unfähig, über ein so heikles Thema zu reden.

Kollegen gegenüber gebe ich vor, es gehe mir gut. Krank zu sein ist ein Makel im Showbusiness. Ich behalte meinen Schmerz für mich. Ich möchte nicht bemitleidet werden.

Wenn mein Telefon klingelt, fahre ich zusammen.

Ich fürchte mich vor Angelikas Anrufen.

Ich fürchte mich vor den Anrufen meines Vaters.

Rufe ich ihn an, sagt er: »Heute geht's schon wieder besser.«

Es klingt jedes Mal wie eine Beschwörung.

Er versucht noch immer, das Beste aus allem zu machen.

Doch er ist schwach, bekommt kaum Luft, hustet.

Wenn ich auflege, weine ich.

Mein Vater ringt mit dem Tod.

Ich laufe durch Blitzlichtgewitter, trinke Champagner auf roten Teppichen und flirte mit Pete, meinem Kollegen aus der Serie *Gute Zeiten – Schlechte Zeiten.*

Ich verliebe mich. In einen fünfzehn Jahre jüngeren Mann, der vor Gesundheit und Kraft strotzt.

Es ist aufregend. Es ist verwirrend. Es ist herrlich. Wir tanzen und feiern bis morgens um vier, ich lebe noch einmal, als wäre ich ein Teenager.

Wir lernen uns gerade erst kennen, trotzdem wird es sehr schnell sehr ernst. Denn ich werde bald den mir liebsten Menschen verlieren.

Pete fängt mich auf.

◆ ◆ ◆

Es ist noch dunkel, als wir uns am Morgen des 15. Februar auf dem Hamburger Flughafen mit Gudrun treffen. Abseits der Linienmaschinen steht ein Privatflugzeug, das sie gemietet hat. »Komm, Peter, lass dich umarmen«, begrüßt sie meinen Vater. Sie hat in derselben Klinik einen Termin, in der er sich zur Strahlentherapie vorstellen soll.

Wir gehen an Bord. Mein Vater setzt sich in einen der bequemen Ledersessel, Gudruns Assistentin nimmt unsere Mäntel. Eine Stewardess serviert Tee, Kaffee und Häppchen und fragt: »Möchten Sie vielleicht ein Glas Champagner trinken?«

Gudrun schüttelt den Kopf, mein Vater ebenfalls, ich sage: »Danke, vielleicht auf dem Rückflug.«

Mein Vater bestaunt die Mahagonitische, die Messingbeschläge, die Bar. Ihm ist, als säße er in einer Filmszene. Ich denke: Es ist eine traurige Mission.

Als wir ankommen, erwartet uns ein Chauffeur, der uns ins Krankenhaus fährt. Vor einem modernen Gebäude aus Glas und Chrom hält er an, wir steigen aus. Gudrun winkt. Wir gehen hinein.

Hinter jeder Schwingtür, die sich öffnet, liegt ein langer Flur, an seinem Ende eine Tür, dahinter ein weiterer Flur. Mein Vater atmet schwer, bleibt stehen, es rasselt in seiner Brust. Ich stütze ihn. Überall sitzen Besucher und Patienten in Bademänteln, laufen Schwestern, Pfleger, Ärzte umher. Ich senke den Kopf, hoffe, dass niemand uns erkennt.

Professor Cornelius' Büro liegt am Ende eines Flurs.

Er hat noch einen Termin, wir müssen warten und setzen uns auf zwei Stühle neben der Tür. »Fesi, der Professor ist Experte. Der bestrahlt dich, auf den Punkt genau und – sssttt, weg ist das Ding.«

Mein Vater nickt und lächelt.

»Dann erholst du dich und kommst wieder zu Kräften. Dann wird alles gut.

Er nickt und lächelt.

Eine Frau kommt aus einem Nachbarzimmer. Sie trägt einen wattierten roten Morgenrock, der ihr bis zu den Waden reicht. Ihre Beine sind dürr wie Stängel. Sie stützt sich auf die Griffe ihres Rollwagens und geht langsam, sehr langsam den Flur entlang. Ich sehe ihr nach, bis sie hinter einer Flügeltür verschwindet. Mich schaudert. »Ohne Gudrun säßen wir nicht hier«, sage ich. »Wenn Professor Cornelius uns als Kassenpatienten überhaupt empfangen hätte, hätte wir zumindest Wochen auf einen Termin gewartet.«

Mein Vater sieht mich an. »Ja«, sagt er mit rauer Stimme. Und nach einer Weile fügt er hinzu. »Ich denke oft daran. Ich bin ihr sehr dankbar.«

Eine junge Ärztin bittet uns herein. »Professor Cornelius wurde aufgehalten. Ich bin seine Kollegin und schlage vor, wir fangen schon einmal an.« Sie bittet uns, Platz zu nehmen. Freundlich und professionell erklärt sie, was eine stereotaktische Strahlentherapie ist und wie sie verläuft. Mein Vater und ich hören zu. »Im Vorfeld müssen natürlich noch verschiedene Untersuchungen durchgeführt werden, um einen detaillierten Bestrahlungsplan aufstellen zu können. Neben Ihrem Blutbild benötigen wir vor allem eine aktuelle Computertomografie.«

Die Tür geht auf, und ein Arzt tritt ein. »Entschuldigen Sie meine Verspätung. Ich bin Professor Cornelius.« Er reicht meinem Vater die Hand, dann mir. Er ist attraktiv und jung. Ich habe ihn mir älter vorgestellt.

Der Professor erklärt, Nebenwirkungen der stereotaktischen Strahlentherapie seien üblicherweise gering, manchmal träten Übelkeit, Appetitlosigkeit, Gastritis oder Fieber mit Schüttelfrost auf; in seltenen Fällen wurden Geschwüre im Zwölffingerdarm entdeckt. Der Herzmuskel könne sich entzünden. Die Symptome klängen nach einigen Tagen ab.

Mein Vater hört zu, froh, dass ich Notizen mache und Fragen stelle. Ich sage: »Ich habe von Patienten gelesen, die nach der Behandlung große Schmerzen hatten.«

»Das ist vorgekommen«, sagt die Ärztin. »Einzelne Patienten wurden mit zu hohen Dosen bestrahlt.«

»Die Behandlung verläuft in mehreren Abschnitten«, erklärt Professor Cornelius. »Wir beginnen mit einer niedrigen Dosierung und steigern sie langsam.«

Ich räuspere mich und wische meine feuchten Hände ab.

»Doch bevor wir einen Behandlungsplan aufstellen können, benötigen wir die Ergebnisse der Voruntersuchungen.« Er steht auf, blättert in einem Kalender.

Wir verabreden einen Termin eine Woche später.

Am Flughafen warten Gudrun und ihre Assistentin am Rand des Rollfelds. Sie unterhalten sich mit einer Frau. Als wir näher kommen, erkenne ich Angelikas Freundin – die, bei der sie meinen Vater vor zwanzig Jahren kennenlernte. Sie lebt seit Langem in Süddeutschland, doch der Kontakt riss nie ab. »Peter!«

Sie kommt meinem Vater entgegen. In der Hand hält sie eine Schachtel Pralinen. In ihrem Gesicht steht der Schreck.

Mein Vater zuckt mit den Schultern, als wolle er sich dafür entschuldigen, dass er aussieht, wie er aussieht.

»Peter …« Sie umarmt ihn.

Mein Vater lässt es geschehen. Er hat Tränen in den Augen, seine Schultern sind gebeugt. Es ist, als würde er plötzlich eine Maske fallen lassen. Als wüsste er, dass er die Wahrheit nicht länger verbergen kann.

Noch nie habe ich ihn so hilflos gesehen.

Die beiden umarmen einander, als würden sie für immer Abschied nehmen.

◆ ◆ ◆

Eine Woche später laufen mein Vater und ich dieselben langen Flure entlang. Er atmet schwer, ringt nach Luft. Neben einem Treppenaufgang stehen mehrere Rollstühle. Ich hole einen. »Setz dich, Fesi. Ich schiebe dich.«

»Nein, das geht doch nicht.«

»Setz dich. Was ist dabei?«

»Du weißt doch gar nicht, wem der gehört.«

»Da stehen noch andere.

»Aber …«

»Warum willst du dich durch diese elend langen Flure schleppen?«

»Ich weiß nicht …«

»Komm, lass mich dich fahren. Ist doch egal, was die Leute denken.«

Widerstrebend setzt mein Vater sich in den Rollstuhl. Ich rangiere, brauche alle Kraft, um das schwere Gerät zu wenden, dann schiebe ich meinen Vater den Gang entlang. Ich fahre Schlangenlinien und gebe Gas, er lacht und keucht. »Rollstuhl-Rallye«, rufe ich. »Alle aus dem Weg!«

Wir fahren zur Blutentnahme.

Wir fahren zur Computertomografie.

Wir fahren zur Untersuchung.

Schließlich halten wir vor dem Büro von Professor Cornelius.

Er betrachtet Aufnahmen auf dem Bildschirm seines Computers. Neben ihm steht die junge Ärztin.

»Guten Tag, Herr Beil. Wir schauen uns gerade Ihren Befund an. Setzen Sie sich, dann kann ich Ihnen alles zeigen und erklären.« Die Ärztin deutet auf zwei Stühle vor dem Schreibtisch, und Professor Cornelius dreht den Bildschirm des Computers. Ich sehe weiße Knochen, graue Flächen, dunkle Flecken. Mein Vater beugt sich vor.

»Das sind Ihre Lungenflügel.« Der Professor deutet mit einem Stift auf zwei graue Flächen. »Hier sitzt der Tumor.« Ich erkenne Schatten. »Und hier sitzen Metastasen.« Er fährt mit dem Finger über beide Lungenflügel.

Mein Vater schluckt.

»Dies ist Ihre Luftröhre.« Professor Cornelius deutet auf einen Schlauch, tippt etwas in die Tastatur, und auf dem Bildschirm erscheint eine dreidimensionale Vergrößerung der Aufnahme. Die Luftröhre meines Vaters hat im oberen Bereich etwa den Durchmesser eines Eineurostückes. Im unteren Bereich, dort, wo lauter graue Flecken sitzen, passt nicht einmal eine Eincentmünze hindurch.

Ich erschrecke.

Und sehe den Schreck im Gesicht meines Vaters. Plötzlich versteht er, warum es ihm schwerfällt zu atmen.

»Die Metastasen im Mediastinum können wir nicht mit einer stereotaktischen Strahlentherapie behandeln.« Professor Cornelius sieht meinen Vater an. »Wir müssen weiträumig bestrahlen.«

Mein Vater ist blass. Er zittert. Er starrt auf die Aufnahmen, und auch ich kann meinen Blick nicht lösen.

Eine Bestrahlung ist die einzige Chance, meinen Vater vor dem sicheren Erstickungstod zu bewahren.

Es dauert einen Moment, bis ich mich fasse.

Professor Cornelius erläutert den Behandlungsplan. Er schlägt Bestrahlungen an acht aufeinanderfolgenden Tagen vor. Wir stimmen zu und vereinbaren einen Termin.

Im Taxi auf dem Weg zum Bahnhof fährt mein Vater sich mit der Hand an die Kehle, ringt nach Luft. Panik steht ihm im Gesicht. »Ich fühle mich nicht gut.«

Ich öffne das Fenster, löse seinen Hemdknopf, versuche ihn zu beruhigen. »Atme langsam und gleichmäßig, Fesi …«

Er wird die Bilder nicht mehr los.

»Lass dich nicht erschrecken. Auf solchen Aufnahmen sieht alles drastischer aus, als es in Wirklichkeit ist. Wir kriegen das hin. Du wirst bestrahlt, und dann geht es dir besser, du wirst sehen.«

»Ach, mein Schatz …« Mein Vater greift nach meiner Hand. Er ist bleich, in seinen Augen sitzt Angst. »Du bist mein größter Schatz. Ich bin so froh, dass du da bist.«

Ich drücke seine Hände und beiße mir auf die Lippe.

Im Zug reden wir kaum. Draußen wird es dunkel, und in der Spiegelung im Abteilfenster sehe ich, wie der Blick meines Vaters sich in der Ferne verliert.

In Mannheim müssen wir umsteigen. Mein Vater fährt nach Hamburg, ich nach Berlin. Langsam laufen wir den Bahnsteig entlang. Sein Zug steht schon bereit. Wir umarmen uns. »Gute Fahrt, Fesi. In Hamburg wird Angelika dich am Bahnhof abholen. Ruf mich an, wenn ihr zu Hause seid.«

»Ja.« Er küsst mich auf beide Wangen. Ich höre das Rasseln in seiner Brust. Eine Welle der Liebe überrollt mich, und im selben Moment habe ich wieder das Gefühl, als würde ich bereits für immer Abschied von ihm nehmen.

Er steigt ein und winkt. Ich wende mich ab und laufe den Bahnsteig hinunter.

◆ ◆ ◆

Am 1. März treffe ich mich mit einem Kollegen, mit dem ich vor zehn Jahren in Bad Hersfeld Theater gespielt habe. Wir hatten uns aus den Augen verloren und haben uns auf der diesjährigen Berlinale wiedergesehen.

Wir gehen in ein japanisches Restaurant. Ich bestelle Sushi, Tempura und Wasser, er Sashimi, grünen Tee und Pflaumenwein. Von Anfang an reden wir über wesentliche Dinge, ohne uns mit Geplänkel aufzuhalten, und ich spüre eine starke Nähe, obwohl wir uns kaum kennen. Als er fragt, wie es mir geht, antworte ich ehrlich. »Mein Vater hat Lungenkrebs, es geht ihm sehr schlecht.«

Er ist weder schockiert noch peinlich berührt. Er hört zu, während ich von der bevorstehenden Bestrahlung erzähle. Davon wie mein Vater von Mal zu Mal elender aussieht. Von seinem Blick, der verrät, dass er weiß, wie es um ihn steht, auch wenn er nie darüber spricht.

»Sein Tod wird dich stark machen.«

Ich sehe ihn an, weiß nicht, was ich sagen soll.

»Danach wird dein Leben anders sein. Es wird reicher sein.«

»Was sagst du da? Und woher weißt du das?«

Die Kellnerin bringt unser Essen. Ich trinke einen Schluck Pflaumenwein. Mir ist, als habe dieser Mann, den ich seit zehn Jahren nicht gesehen, an den ich nicht einmal gedacht habe, auf den Grund meiner Seele geblickt.

»Es ist so«, antwortet er nur.

Eine Weile essen wir schweigend. Ich denke über seine Worte nach. Ab und zu sieht er auf, dann legt er wieder etwas Meerrettich und eingelegten Ingwer auf ein Stück Sashimi und schiebt es in den Mund.

»Woher weißt du das«, frage ich noch einmal. Doch ich spüre, dass hinter seinen Worten eine tiefe Wahrheit steckt, eine, die ich noch nicht kenne, nur erahne.

»Es wird dich auch als Künstlerin verändern. Die Erfahrungen, die du jetzt machst, werden in alles einfließen, was du tust, in dein Spiel, deinen Gesang.« Ich sehe ihn an. Er hat ein flächiges Gesicht und einen festen Blick. Wenn ich nicht wüsste, wie alt er ist, fiele es mir schwer, es zu schätzen.

»Du wirst daran wachsen. Aber du musst dich auch entscheiden, ob du Sängerin oder Schauspielerin sein willst. Wenn dein Vater sieht, dass du deinen Weg kennst, wird es ihm leichter fallen zu gehen.«

Ich schlage die Hand vor den Mund.

Einen Moment spüre ich jähe Traurigkeit, sie überkommt mich mit einer Kraft, die mir den Atem verschlägt. Ich schaue aus dem Fenster. Auf dem Bürgersteig gegenüber sitzt eine Frau auf einer Bank. Sie trägt einen Anorak, der ihr viel zu groß ist und an der Schulter ein Loch hat. Neben ihr stehen alte Plastiktüten.

»Sängerin oder Schauspielerin …« Ich richte mich auf, schaue ihn an. »Im Moment nehme ich, was reinkommt. Es sind keine Traumrollen, aber ich kann die Miete bezahlen.« Mit den Stäbchen greife ich nach einem Stück Sushi. »Mit meinem Anspruch hat das natürlich nichts zu tun.«

»Aber darum geht es auch.«

Ich nicke.

»Und du musst loslassen.«

Ich fühle mich wie ein Baum, an dem der Wind zerrt.

Nach einer Weile flüstere ich: »Warum sagst du mir all das?«

Er sieht mich an, mit seinem festen Blick. »Weil es wahr ist.«

Ich nicke. Ich denke an meine Großmutter. Als sie im Sterben lag, saß ich tagelang an ihrem Bett. Irgendwann nahm mich eine Krankenschwester beiseite und sagte: »Sie müssen sie auch gehen lassen.« Der Satz zerriss mir beinahe das Herz.

Nun höre ich ihn wieder.

Und diesmal geht es um meinen Vater, den Menschen, den ich mehr liebe als alles auf der Welt.

»Wir wollen die, die wir lieben, festhalten. Aber damit machen wir es ihnen auch schwer.«

»Ich weiß.« Mir ist, als würde alles um mich herum wackeln, als stünde nichts mehr an seinem Platz, als bebte die Erde. Ich schaue aus dem Fenster und sehe, wie die Frau auf der Parkbank sich in eine Decke wickelt und ihre Tüten mit einem Strick an der Bank festbindet. Der Gedanke, meinen Vater loszulassen, tut so weh, dass ich kaum atmen kann. Tränen laufen mir übers Gesicht.

Trotzdem weiß ich, dass ich ihn gehen lassen muss.

◆ ◆ ◆

Anfang März beginnt die Strahlentherapie, diesmal begleitet Angelika meinen Vater.

Ich rufe ihn täglich an. Es geht ihm sehr schlecht.

Nach der Behandlung bringt ein Krankenwagen ihn nach Hamburg, denn er ist zu schwach, um Zug zu fahren.

Am Tag nach seiner Rückkehr besuche ich meinen Vater zwischen zwei Drehterminen. Er sitzt auf dem Sofa, vorn übergebeugt, ringt nach Luft. Seine Brust schmerzt. Immer wieder wird ihm übel. Er hat abgenommen. Nur seine Füße sind dick wie Ballons. Er sieht schlechter aus denn je.

Ich schlucke. Ich lächle. Ich sage: »Morgen fahrt ihr in die Klinik, du bekommst Hyperthermie-Behandlungen, und Professor Abel wird dich wieder aufpäppeln.« Ich lege meinen Arm um seine Schulter, spüre die Knochen unter seiner Haut.

Mein Vater nickt.

»Die ersten Tage nach der Bestrahlung sind anstrengend. Aber das geht vorüber.« Ich streichle seine Hände, spüre seinen dünnen Finger in meinen.

Mein Vater nickt.

»Du wirst dich erholen. Versuch, gut zu essen.« Ich glaube nicht, was ich sage; aber ich wünsche mir inständig, dass es wahr wäre.

Mein Vater sieht mich an. Sein Blick ist fiebrig und müde. Er versucht zu lächeln und hustet. Er keucht und ringt nach Luft. Er greift sich an den Hals, seine Augen schreckensweit, er hustet, und es klingt, als würde er sein Innerstes nach außen stülpen, die Adern an seinen Schläfen treten hervor, er presst ein Taschentuch vor den Mund, Schleim löst sich.

Ich halte die Luft an.

Ich weiß nicht, was ich tun soll.

Dann ist es vorüber. Erschöpft lehnt mein Vater sich zurück. Ich breite eine Decke über ihn und gehe in die Küche, um ein Glas Wasser zu holen.

Angelika sitzt am Küchentisch und weint. »Es ging ihm noch nie so schlecht …«

»Er wird sich erholen …« Ich drehe den Wasserhahn auf, doch auch ich kann meine Tränen nicht zurückhalten.

Unten wartet ein Fahrer, um mich zum Flughafen zu bringen.

Das Wochenende verbringe ich mit Pete in Warschau.

Sonntagmorgen stehe ich am Fenster, schaue hinunter auf die alten Häuser, die Kirchen mit ihren Kuppeln, das Königsschloss, die Weichsel und die Skyline der modernen Bürotürme auf der anderen Seite des Ufers. Ich spüre, dass Pete hinter mir steht, und lehne mich zurück. »Es waren schöne Tage.«

»Ja, und ich freue mich, dass du mitgekommen bist.« Er umarmt mich.

Am Schlossplatz funkeln die Dächer des Königsschlosses in der Sonne. Der Himmel ist klar und blau, und am Flussufer flanieren Spaziergänger. »Es ist schön hier.«

»Es hat sich alles sehr verändert.«

Als mein Handy klingelt, höre ich es erst nicht. Dann sehe ich auf dem Display Angelikas Nummer und erstarre. Ich melde mich, höre Weinen und eine Stimme, die stammelt: »Gleich kommt der Notarzt.«

»Was ist los?«

»Es geht ihm sehr schlecht …«

Die Faust in meiner Brust.

Und diese Kälte.

»Ich komme sofort. Ich schaue, ob es einen früheren Flug gibt.«

Ich lege auf. Mechanisch packe ich Sachen zusammen, ziehe meinen Mantel an, nehme meine Handtasche. Pete telefoniert, er sagt etwas auf Polnisch, was ich nicht verstehe, dann packt er seine Sachen, nimmt meine Hand. Wir laufen zum Fahrstuhl. Auf der Straße wartet ein Taxi.

Als das Flugzeug in Berlin landet, rufe ich Angelika an. »Wie geht es Fesi?«

»Er liegt auf der Intensivstation. Er atmet kaum noch.«

Diese Kälte. Ich zittere. Ich sage: »Gib mir den Arzt.«

»Der ist nicht hier …« Sie weint. »Es ist so schrecklich …«

Ich lege auf, rufe die Zentrale des Krankenhauses in Hamburg an, lasse mich mit dem diensthabenden Arzt der Intensivstation verbinden. Er sagt: »Es sieht nicht gut aus. Sie sollten kommen.«

»Ich nehme den nächsten Zug.«

Ich lege auf. Starre Pete an, flüstere: »Es ist so weit …«

Er umarmt mich. »Ich komme mit. Ich lasse dich nicht allein.« Er schiebt mich in ein Taxi.

Im Zug weine ich. »Es ist der Moment, vor dem ich mich so gefürchtet habe … ich weiß nicht, wie ich das schaffen soll …«

Pete streichelt mein Haar. »Ich bin bei dir.«

Später ruft er seine Produktionsfirma an, sagt Termine für den nächsten Tag ab.

Ich rufe Gudrun an. »Fesi liegt auf der Intensivstation. Der Arzt sagt, er stirbt bald …«

Gudrun schluckt. Und antwortet: »Pass mal auf, meine Liebe. Lass dich nicht verrückt machen. Ärzte sagen so etwas gern, auch wenn es gar nicht stimmt. Das war bei meinem Mann genauso.«

»Aber Angelika hat Freitag schon angerufen. Und gestern auch. Mal ging es Fesi schlecht, dann wieder besser. Und jetzt liegt er auf der Intensivstation …«

»Glaub mir, so schnell stirbt es sich nicht.« Gudruns Stimme klingt resolut. »Peter wird sich erholen, das weiß ich.«

»Wie kannst du das wissen?« Ich wische mir die Tränen aus dem Gesicht. Doch ihre Zuversicht tröstet mich.

Als der Zug Boizenburg erreicht, schlägt Pete vor, in den Speisewagen zu gehen. Wir haben seit heute Morgen kaum etwas gegessen. Ich weiß, dass ich nichts hinunterbekommen werde, trotzdem gehe ich mit.

Im Speisewagen setzen wir uns ans Fenster. Schräg gegenüber sitzt eine ältere Frau und löst Kreuzworträtsel. Als der Kellner kommt, überlege ich kurz, mich zu betrinken, bis ich nichts mehr spüre; dann bestelle ich Apfelschorle. Pete nimmt meine Hand. Er umarmt und küsst mich, streicht über mein Haar. Ich zittere und schließe meinen Mantel.

Die Frau am Nachbartisch schaut ab und zu herüber. Ich betrachte mein Spiegelbild in der Fensterscheibe; ich sehe schrecklich aus. Ich wünschte, wir wären allein. Die Frau klappt ihr Handy auf und tippt eine Nummer. Ich denke an meinen Vater.

Wird er noch leben, wenn wir ankommen?

»Ich sitze im Zug«, sagt die Frau ins Telefon, und ich frage mich, warum Leute, wenn sie telefonieren, so laut sprechen, dass alle ihre Gespräche mithören müssen. »Ja, im Zug nach Hamburg, sag ich doch. Und du wirst es nicht glauben …« Sie macht eine Pause, mustert Pete und mich. Ich wünsche sie zur Hölle und schließe die Augen. »Rate mal, wer hier sitzt?«

Ich denke: oh nein.

»Der, den ich immer im Fernsehen angucke.«

Bitte nicht!

»Na, du weißt schon, der Süße von *GZSZ*!«

Sie meint also Pete.

»Der ist richtig knackig. Sieht anders aus als im Fernsehen, aber süß. Und sitzt da mit 'ner Freundin. Der geht's wohl nicht so gut …«

Hat die Frau kein Schamgefühl?

»Ich weiß nicht, aber die heult ständig.«

Träume ich?

Ich öffne die Augen, sehe die Frau an, die unverwandt zu uns herüberstarrt und wem auch immer live Bericht erstattet. Ich sehe Pete an, es ist ihm peinlich, doch er kann kaum an sich halten. Und plötzlich lachen wir beide los. Ich lache und weine, es ist bitter und grotesk, und ich wünschte, es wäre nicht wahr.

Als der Zug in Hamburg ankommt, nehmen wir ein Taxi. Ich bitte den Fahrer, schneller zu fahren. Und wünsche mir, er käme nie an.

Der Pförtner am Eingang erklärt uns umständlich den Weg. Als wir die Intensivstation finden, stehen vor der Tür ein paar Jugendliche. Sie erkennen Pete und wollen Autogramme. Wir laufen weiter, suchen das Zimmer meines Vaters.

Reglos und bleich liegt er zwischen Schläuchen und Maschinen.

Erst einmal habe ich einen Menschen zwischen so vielen Apparaten, Kabeln und Schläuchen liegen sehen. Mein Vater trägt eine Sauerstoffmaske, sein Gesicht ist grau, sein Körper ausgemergelt. Er ringt nach Luft. Eine Schwester stützt ihn. Er hustet und spuckt. Dann sinkt er zurück. Angelika und ihre Tochter stehen weinend daneben. »Fesi …« Ich nehme seine Hand, drücke sie. Er sieht mich an. »Fesi, was machst du für Sachen?« Meine Stimme zittert. Sein kraftloser Blick zerreißt mir das Herz.

Minuten, die mir vorkommen wie eine Ewigkeit, stehe ich neben dem Bett, streichle die Hand meines Vaters, sehe, wie er mit dem Tod kämpft.

Irgendwann kommt eine Ärztin. Sie bittet mich um ein kurzes Gespräch. Ich folge ihr auf den Flur.

»Ihr Vater hat eine Überdosis Tabletten genommen.«

»Er hat … was?«

»Er hat Schlaftabletten genommen.«

»Die Ärzte haben ihm welche verschrieben. Seit sich Flüssigkeit in seiner Brust sammelt, kann er schlecht schlafen, er klagt oft über Unruhe.«

»Ja, die Sauerstoffsättigung im Blut nimmt ab.«

»Aber er hat die Tabletten kaum genommen.« Ich muss lachen, doch es ist ein bitteres Lachen. Mein Vater hatte panische Angst, er könne abhängig werden. Er litt an Krebs und sorgte sich um ein paar Schlaftabletten. Ich habe auf ihn eingeredet, ihn gedrängt, sie zu nehmen, damit er schlief und wenigstens nachts Kraft schöpfte.

»Jedenfalls hat er jetzt zu viele Tabletten genommen. Es sieht sehr schlecht aus.« Sie macht eine Pause. Sie sieht mich an, mit einem Blick, der mich irritiert. »Frau Beil …« Ihre Stimme klingt warm, verständnisvoll, fast, als wären wir Freundinnen. »Wenn wir Ihrem Vater die Sauerstoffmaske abnehmen, wird er innerhalb weniger Stunden einschlafen.« Sie legt eine Hand auf meinen Arm.

Ich weiß nicht, was ich sagen soll.

Der Pieper in der Brusttasche ihres Kittels ertönt, und die Ärztin wendet sich ab, nimmt ihr Handy, wählt eine Nummer. Als sie ihr Telefonat beendet, frage ich: »Warum sollten Sie meinem Vater die Sauerstoffmaske abnehmen?«

»Wie gesagt, der Patient quält sich, und es wird nicht besser werden.«

»Woher wissen Sie das?« Wieso entschied diese Frau über das Leben meines Vaters? »Solange mein Vater leben will, wird er leben! Sagen Sie mir lieber, welche Möglichkeiten Sie haben, ihm zu helfen?«

Sie streicht eine Haarsträhne aus ihrem Gesicht. »Wir können intubieren.« Ihr Ton ist jetzt nüchtern und sachlich. »Wir können Ihren Vater in ein künstliches Koma versetzen und maschinell beatmen lassen.«

»Dann tun Sie das, wenn es nötig ist!« Mein Herz klopft. Ich wende mich ab und gehe zurück zum Zimmer. Als ich nach der Türklinke greife, schaue ich mich noch einmal um. »Ich bin mir sicher, mein Vater wird sich erholen.« Dann gehe ich hinein und schließe die Tür.

Bis tief in die Nacht sitzen wir am Bett meines Vaters. Wir weinen, reden kaum, jeder hängt seinen Gedanken nach. Immer wieder denke ich an die Worte der Ärztin. Was, wenn sie recht behält und mein Vater sich nicht erholt? Wäre es dann nicht humaner, ihn jetzt zu erlösen, ihm weitere Qualen zu ersparen? Doch darf sie diese Entscheidung treffen? Darf ich es? Und was, wenn die Ärzte sich irren?

Mein Vater schläft und ringt auch im Schlaf nach Luft. Ich betrachte sein Gesicht, wie es im Kissen liegt, gezeichnet von der Krankheit und mir doch zutiefst vertraut. Ich streichle seine schmalen Hände, die so wunderschön aussehen, schöner denn je. Alles in mir wehrt sich dagegen, ihn gehen zu lassen. Ich beuge mich über ihn und flüstere: »Ich liebe dich.«

Als wir am nächsten Morgen wieder in die Klinik kommen, sitzt mein Vater von Kissen gestützt in seinem Bett. »Guten Morgen, mein Lieber …« Ich streiche über seine Wange.

Er versucht, zu lächeln. Und hustet. Er flüstert, er habe Durst. Ich springe auf. Ich laufe auf den Flur, bitte eine Schwester um ein Glas Wasser, etwas Tee.

Weil er kaum schlucken kann, schiebe ich meinem Vater in Tee getauchte Wattepads in den Mund, die er langsam aussaugt.

Er erholt sich. Er überlebt. Er zwinkert mir zu, sagt, was er immer sagt, um mich zu beruhigen: »Heute geht's schon wieder besser.«

Ich bin der glücklichste Mensch der Welt.

Als mein Vater aus dem Krankenhaus entlassen wird, ist er trotzdem zu schwach zu gehen, und die Sanitäter des Rettungsdienstes tragen ihn in die Wohnung. Er hat Schmerzen, bekommt Morphiumpflaster, wiegt nur noch sechzig Kilo. Durch die Strahlentherapie hat sich sein Herzmuskel entzündet. Sein Hausarzt sieht täglich nach ihm. Ein Pfleger gibt ihm Infusionen. Neben dem Bett meines Vaters stehen ein Inhalations- und ein Sauerstoffgerät, außerdem eine Gehhilfe. Überall liegen Kanülen und Schläuche für den Portkatheter, den man ihm gelegt hat. Die Wohnung gleicht einer Krankenstation. Doch mein Vater lebt, und es geht ihm besser.

Und dann ruft ein Reporter an.

Den ganzen Tag klingelt das Telefon. Ich nehme ab, sage »Kein Kommentar«, lege auf.

Mein Vater sagt: »Du kannst doch nicht so unhöflich sein.«

Ich entgegne: »Fesi, du hast zwei Möglichkeiten. Entweder du gibst der Presse Interviews. Dann werden die Reporter und Fotografen dich fragen, wie es dir geht. Sie werden sagen: ›Ziehen Sie doch noch mal Ihr Hemd hoch, Herr Beil, damit wir den Port sehen können. Und bitte noch ein Foto am Tropf, gucken Sie ruhig schön leidend.‹ Es wird ekelhaft werden. So, wie bei Rudi Carrell. Die andere Möglichkeit ist, alle Interviews abzulehnen und mit einer Unterlassungsklage zu drohen.«

Mein Vater lehnt sich zurück, damit der Pfleger eine Kanüle am Port anschließen kann, und schließt die Augen. »Gut, dann regle das für mich …«

Ich rufe meinen Anwalt an. Er setzt ein Schreiben auf und schickt es an die Redaktionen der entsprechenden Zeitungen und Zeitschriften.

Irgendwann klingelt das Telefon nicht mehr.

◆ ◆ ◆

Mein Vater verbringt einige Tage in der Klinik von Professor Abel. Er erholt sich. Doch alle, auch er selbst wissen, er hat nur knapp überlebt.

Nachts kann er kaum schlafen. Tagsüber sitzt er auf einem Stuhl in der Küche, den Oberkörper vorgebeugt, den Kopf auf der Tischplatte, um leichter atmen zu können. Sein Hals schmerzt, er kann keine Tabletten mehr schlucken, Angelika zerschneidet sie, mein Vater würgt und hustet. Er wiegt nur noch fünfundfünfzig Kilo. Er ist tapfer. Er klagt nicht. Er versucht, zurechtzukommen. Er sorgt sich um seine Frau, um mich, will, dass es uns gut geht.

Der Tag, vor dem wir uns alle fürchten, rückt näher.

Wir können nichts dagegen tun.

Freunde kommen, besuchen ihn ein letztes Mal. Helga massiert seine Füße. Ein Kollege bringt Suppe, beide sehen sich ein Fußballspiel im Fernsehen an. Andere Bekannte kommen nicht mehr; sie wissen nicht, was sie sagen sollen.

Mein Vater spricht nie über sein Ende.

Er weigert sich, ein Testament aufzusetzen.

In seinem Blick sehe ich Todesangst.

Ich rufe täglich an.

Meist wechseln wir nur ein paar Worte; längere Gespräche strengen ihn an. Ich denke an den Spanier im Sauerstoff-Garten. Innerhalb eines Dreivierteljahres hat er sich erholt. Und mein Vater verfällt von Tag zu Tag.

Ich lege auf und weine.

◆ ◆ ◆

Ich trete in einer Fernsehshow auf.

Ich singe vor für ein Musical.

Am Vorabend besuche ich meinen Vater, singe ihm alle Lieder vor, er will mich am Klavier begleiten, doch er findet die Harmonien nicht mehr.

Die Rolle bekomme ich nicht. Als ich es ihm erzähle, sagt er kaum etwas.

Ich fahre nach Hause.

Jeden Tag begleitet mich die Angst. Jeden Tag kämpfe ich gegen sie.

Julie ruft an. *»Is it bad?«*

Ich sage, dass es meinem Vater schlecht, aber trotzdem besser geht.

»Do you want me to come?«

Ich sage, sie brauche nicht zu kommen.

Sie sagt, sie würde jederzeit das nächste Flugzeug nehmen.

Ich lehne ab, wütend fast. Noch ist mein Vater nicht tot.

Wie wird das Sterben sein?

Manchmal versuche ich mir vorzustellen, an das Sterbebett meines Vaters zu treten. Wie wird er aussehen? Werde ich mich ekeln, schreien, ohnmächtig, verrückt werden?

Werde ich danach weiterleben wie bisher?

Nein, werde ich nicht. Schon jetzt spüre ich, wie all das mich verändert. Wie Dinge sich relativieren im Angesicht des Todes. Es macht mich stark zu sehen, wie tapfer mein Vater ist – er zeigt mir, was möglich ist. Er lässt mich ihm nahe sein, Anteil nehmen, helfen. Er lehrt mich so vieles, noch immer. Zeigt mir, wie ein Leben zu Ende geht. Er bringt mir das Leben bei – und den Tod.

Sein Tod wird der Übergang in einen anderen Daseinszustand sein.

In manchen Kulturen wird dieser Übergang gefeiert.

Sterbende beschreiben, dass wenn ihre Zeit kommt, geliebte Menschen, die schon verstorben sind, sie abholen.

Ich wünsche meinem Vater, dass seine Mutter, meine Großmutter, ihn empfängt, wenn es so weit ist.

Dann wird sein Körper verschwinden.

Doch seine Seele wird bleiben.

◆ ◆ ◆

Am 8. April wird mein Vater wieder in die Klinik gebracht.

Professor Abel ordnet Hyperthermie-Behandlungen an, doch es fällt meinem Vater schwer, stillzuliegen, er ist unruhig, sein Körper schmerzt. Es können nur drei Anwendungen durchgeführt werden.

Täglich telefoniere ich mit Angelika. Am vierten Tag sagt sie: »Du solltest kommen.«

Ich fahre sofort los. Und wünsche mir, niemals anzukommen.

Von Kissen gestützt sitzt mein Vater im Bett. Sein Gesicht ist fahl und eingefallen, seine Lippen sind blau. Er atmet schwer, bekommt kaum Luft. Als ich seine Hand nehme, sehe ich, auch seine Fingernägel sind blau angelaufen.

Ich will etwas sagen und bekomme kein Wort heraus.

Seine dünnen Finger schließen sich um meine Hand. Er kneift die Augen zusammen, erkennt mich kaum.

»Fesi …« Ich will weinen, schreien. Ich reiße mich zusammen. »Fesi, heute gefällst du mir aber gar nicht.«

Er sieht mich an, sein Blick ist glasig. Er nickt. Seine Lippen bewegen sich, er haucht. »Ja …«

Sein geschundener Körper steckt in einem Pullover, der ihm viel zu groß ist. Er wiegt nicht einmal mehr sechzig Kilo. Ich beiße mir auf die Lippe. Mein schöner, liebenswürdiger, immer zu Scherzen aufgelegter Vater – er hält sich mit Mühe am Leben.

Ich setze mich, streichle seine kalte Hand. Ich schaue aus dem Fenster, schaue in die uralten Bäume, die noch kahl sind; doch einige tragen schon Knospen.

Es ist still im Zimmer.

Nur sein Keuchen, das Rasseln in seiner Brust ist zu hören.

Irgendwann schläft mein Vater ein.

Seine Brust hebt und senkt sich kaum spürbar.

Angelika und ich weinen.

Draußen singen die Vögel.

Am späten Nachmittag wacht mein Vater auf. Er versucht, sich aufzurichten, wir helfen ihm, betten ihn auf Kissen. Er sieht uns an, sein Blick ist weich und wehrlos. Er räuspert sich, hustet. Er bewegt mühsam seine Lippen. Er fragt: »Wie geht es weiter?«

»Wir werden mit Professor Abel sprechen«, sage ich. »Wir werden ihn fragen, welche Behandlung er vorschlägt.«

Mein Vater schüttelt den Kopf. Seine schönen Augen liegen tief in ihren Höhlen. Seine Hände liegen schlaff auf dem weißen Laken. Nach einer Weile sagt er, langsam und sehr leise: »Wenn es nicht mehr besser wird, möchte ich sterben.«

Es ist, als öffnete sich der Boden unter mir.

Angelika schlägt die Hand vor den Mund.

Ich hole Luft, versuche, nicht zu schreien. Ich streiche über seinen knochigen Arm, drücke seine Hand. »Das verstehe ich.« Wie in einem Zeitraffer tauchen Bilder vor meinen Augen auf: mein Vater auf der Bühne, am Klavier beim Komponieren, in einer Kneipe, an der Alster. Wir beide an der Nordsee, in dem kleinen Fischlokal. Wir beide am Sterbebett meiner Großmutter. Ich habe das Gefühl, in tausend Teile zu zerfallen, und gleichzeitig spüre ich eine Kraft, eine Klarheit, die mir fremd sind. Ich sage: »Fesi, wenn du sterben möchtest, ist das in Ordnung. Wir lassen dich gehen.«

Ich weiß nicht, woher diese Worte kommen. Wie von allein kommen sie über meine Lippen. Ich weiß, es ist, was er hören möchte. Es ist das Letzte, was ich ihm geben kann, mein letztes Geschenk an ihn.

Er lehnt sich zurück und schließt die Augen.

Gegen Abend hebt mein Vater den Kopf. »Meine Lieben …« Er sieht uns an, blinzelt. »Macht euch einen schönen Abend …« Er hustet, röchelt, haucht. »Geht etwas essen … ihr habt bestimmt Hunger …«

Und sinkt in die Kissen und schließt die Augen.

In der Nacht wache ich auf, weil Angelika an meine Tür klopft.

Ich laufe ins Zimmer meines Vaters.

Professor Abel steht neben dem Bett, beugt sich über den Körper meines Vaters, presst beide Hände auf seine Brust, sein weißer Kittel steht offen, sein Haar fällt ihm ins Gesicht, er drückt und drückt und drückt.

Dann hält er inne. Lässt die Arme sinken. Sieht auf.

Ich schlucke.

»Ich habe es versucht. Er kam zurück, kurz.«

Ich stehe da, starr, ruhig.

Angelika weint.

»Es tut mir leid.« Professor Abel tritt einen Schritt zurück. »Ich fürchte, ich habe ihm eine Rippe gebrochen.«

Ich trete neben das Bett meines Vaters. Sein Gesicht ist grau, und es sieht friedlich aus. Ich streiche über seine Wange. Er sieht immer noch aus wie mein Vater. Und doch ganz anders.

Ich weiß, er sieht uns zu, von dort, wo er ist.

Ich weine und lächle.

Er ist erlöst.

◆ ◆ ◆

Es dämmert. Die Sonne geht auf. Im Wald singen Vögel.

Mein Vater ist tot.

Meine Welt steht still.

Angehalten, mit einem leisen Donnerschlag.

Und doch geht alles weiter seinen gewohnten Gang.

◆ ◆ ◆

Als wir in die Wohnung kommen, ist die Küchenuhr, die mein Vater einmal von seiner Mutter geschenkt bekam, stehen geblieben. Die Zeiger stehen auf zwölf Minuten vor vier.

Um diese Zeit starb mein Vater.

Am selben Tag fahre ich zurück nach Berlin.

Mit offenem Verdeck und zweihundert Stundenkilometern jage ich über die Autobahn. Ich schreie den Namen meines Vaters, schreie ihn wieder und wieder, schreie gegen den Lärm des Motors an, den Fahrtwind. Ich schreie allen Schmerz aus mir heraus, brülle wie ein sterbendes Tier.

Irgendwann ruft Pete an. »Wo bist du?«

»Unterwegs!«

»Kannst du fahren? Halt an, ich hol dich ab.«

»Ich kann fahren«, heule ich, lege auf und trete das Gaspedal durch.

KAPITEL 5

Auf vier Spuren rauscht Verkehr, als wir aus dem Taxi steigen, ein Strom von Autos, der vorbeizieht, die meisten zu schnell, jemand hupt. Alle haben ein Ziel, und niemand hat Zeit.

Mit einem dumpfen Geräusch fällt hinter uns die Autotür ins Schloss. Ich zögere einen Moment, dann ziehe ich meinen Hut tiefer ins Gesicht, und wir laufen, entgegen dem Strom, den Bürgersteig hinunter zum Hinterausgang. Der Himmel ist weiß, die Bäume sind voller Knospen, und die japanischen Kirschen blühen. Ich räuspere mich und taste nach meiner Sonnenbrille.

Nirgendwo ist ein Reporter zu sehen.

Durch eine schmale Tür an der Rückwand schlüpfen wir in die Kapelle. Ein schwarzer Flügel steht an der Stirnseite, davor ein Hocker, auf dem Notenständer liegen Noten. Rechts eine Staffelei mit einem Portrait meines Vaters. Davor, aufgebahrt auf einem Sockel, auf einem seidig glänzenden weißen Tuch der Sarg. Auf dem Deckel liegt Vaters Trompete, umgeben von orangefarbenen Rosen. Auf dem Boden Kränze mit roten und orangefarbenen Rosen. Überall brennen Kerzen.

Es ist still.

Ich habe eiskalte Finger.

Julie reicht mir eine Flasche Wasser. Sie kam am Morgen, nachdem mein Vater gestorben war, aus Los Angeles. Sie und Pete haben mich begleitet in diesen Tagen, für die mir jedes

Zeitgefühl fehlt. Julie hat mich bei der Kapellenbegehung am Vortag begleitet.

Draußen höre ich Stimmen.

Am Abend zuvor rief der Pastor an. Er kennt meinen Vater, weil er in seiner Kirche bei Konzerten Trompete oder Klavier spielte. Er wünschte mir Kraft.

Mir ist übel.

Die Tür des Hintereingangs geht auf. Der Pastor kommt, hinter ihm der Bruder meines Vaters mit seiner Frau und den Kindern. Ich höre Angelika schluchzen.

Ich schließe die Augen. Ich sehe meinen Vater vor mir, seine braunen Augen, sein Lachen.

Pete drückt meine Hand, lächelt. Ich trinke einen Schluck Wasser. Ich habe Angst. Ich weiß nicht, wie es werden wird. Ob ich es aushalten werde.

Entfernte Verwandte kommen, sprechen ihr Beileid aus. Alle umarmen sich, manche weinen. Gudrun, ihr Sohn und seine Frau kommen, wir umarmen uns. »Du schaffst das«, sagt Gudrun und drückt meine Hand. »Fesi ist bei dir, er passt auf dich auf.«

Ich schlucke.

Draußen werden die Stimmen lauter, und ein Mitarbeiter des Bestattungsinstituts öffnet die Flügeltüren der Kapelle. Trauergäste strömen herein, lauter schwarz gekleidete Menschen, manche weinen, ich sehe bekannte Gesichter, Kollegen, Freunde, Helga und ihren Mann, Frank Zander, Klaus Baumgart, Vaters Fußballfreunde, seine Tennispartner, Prominente aus dem Showgeschäft – alle schütteln mir die Hand, umarmen mich, sagen, wie leid es ihnen tut. Manche bleiben vor dem Sarg stehen, verneigen sich. Sie sprechen Angelika ihr Beileid aus, reden leise mit dem Pastor. Fotografen kommen, Kameras klicken, ich setze meine Sonnenbrille auf. Ich reiße mich zusammen. Mein Vater hat die Presse geliebt, und dies ist sein letzter Auftritt.

Wir gehen zu unseren Plätzen.

Ein Mitarbeiter des Bestattungsinstituts öffnet die Seitenflügel, denn noch immer strömen Trauergäste in die Kapelle. Ich höre Schritte, Rascheln, Schluchzer, gedämpfte Stimmen hinter mir. Ich freue mich, dass so viele Menschen gekommen sind. Sie haben meinen Vater geliebt, sie trauern, ich fühle mich mit ihnen verbunden.

Und dann beginnt die Trauerfeier.

Die Musiker der *Crazy Combo* spielen den *Mitternachtsblues*. Der Pastor begrüßt die Trauernden. Er spricht einen Psalm, ein Gebet. Mitglieder des Polizeiorchesters tragen ihre Instrumente nach vorn und spielen mit der *Crazy Combo Cherry Pink*. Ich schließe die Augen und sehe meinen Vater vor mir, wie er auf der Bühne steht und singt. Ich lächle, obwohl mir so übel ist. Etwas Fröhliches geht durch den Raum.

Dann spricht der Pastor, und er schildert den Lebensweg meines Vaters. Erzählt von der Familie, in der er aufwuchs, von seiner Mutter, die mit ihm sang, ihm die Musik nahebrachte. Von Vaters Liebe zur Trompete, seinem Studium, seiner Karriere. Der Heirat mit meiner Mutter, meiner Geburt. Von seinem Schlaganfall, den Höhen und Tiefen in seinem Leben, wie er sich aufrappelte und nie den Mut aufgab. Wie er Angelika kennenlernte, noch einmal heiratete und bis zu seinem Tod glücklich mit ihr war. Er lobt meinen Vater als warmherzigen, hilfsbereiten, ehrlichen Menschen, der immer für andere da war. Er ehrt ihn, und ich freue mich, denn ich höre, er hat meinen Vater wirklich gemocht.

Wieder spielen die Musiker. Dann tritt Dieter Thomas Heck nach vorn. Er räuspert sich, und einen Moment erinnere ich mich daran, wie schnell dieser Mann immer sprach. Jetzt redet er langsam und mit rauer Stimme. Er sagt: »Meine Frau nannte Peter immer den Jungen mit dem schönsten Lachen …« Es geht ein Raunen durch den Raum, manche lachen leise. »Peter war ein ganz besonderer Mensch. Es gibt nicht viele, die im Show-Geschäft mit beiden Beinen auf dem Boden bleiben, die nicht abheben, arrogant werden, sich was auch immer auf ihre Karriere und Bekanntheit einbilden. Peter …« Er schaut zum Sarg, hält inne. »Peter war so ein Mensch, und deswegen war ich immer froh, dass er mein Freund war.« Dieter Thomas Heck schluckt. »Wir kannten uns seit unserer Jugend. Wir haben gemeinsam gearbeitet, und ich erinnere mich bis heute an die Fahrt zu einem Auftritt in Peters Mercedes. Er besaß eines der allerersten Autotelefone, einen riesigen Kasten, sagenhaft teuer. Er bat mich, eine eingespeicherte Nummer zu wählen. Plötzlich meldete sich der Empfang des Weißen Hauses in Washington. Ich erschrak und legte auf, und Peter lachte noch Tage später. Die Telefonnummern des Kremls und des Vatikans hatte er auch eingespeichert.«

Ein Raunen geht durch den Raum, Leute lachen.

»Peter … Ich danke dir für all das.« Dieter Thomas Heck schluckt. Er wendet sich dem Sarg zu, verneigt sich. »Ich habe einen wunderbaren Freund verloren.« Er weint. Er weint hemmungslos, ich weine ebenfalls, viele kämpfen mit den Tränen, überall höre ich Schluchzen. Die Musiker spielen *Ich komme wieder*.

In das Weinen mischt sich Gelächter.

Meine Beine zittern. Meine Hände sind nass. Als Nächste werde ich eine Rede halten. Mir ist speiübel.

Ich will fort.

Doch dann erhebe mich. *»Take the water …«*, flüstert Julie. Ich nehme die Wasserflasche, froh, mich an etwas festhalten zu können, und gehe wie in Trance nach vorn. Im Vorbeigehen sehe ich Gudrun, ihr verweintes Gesicht. Sie nickt mir zu. Ich schlucke.

Ich steige drei Stufen hinauf auf das Podest, stelle mich aufrecht hin, strecke die Schultern, atme, wie ich es gelernt habe. Meine Stimme ist trainiert, doch etwas schnürt mir den Hals zu. Ich schaue mich um, sehe hunderte Gesichter, Menschen, die weinen, die trauern, die meinem Vater die letzte Ehre erweisen. Ich begrüße sie und danke ihnen, dass sie gekommen sind. Ich erzähle von dem Tag vor einem Jahr, als mein Vater erfuhr, dass er an Lungenkrebs litt, und dass er dank der Hyperthermie noch ein ganzes Jahr leben durfte, die meiste Zeit ohne allzu große Einschränkungen. »Ich bin glücklich über jeden einzelnen Tag, der uns geschenkt wurde.« Ich bedanke mich bei Professor Abel, Professor Talmann, Doktor Gärtner. »Und ich möchte einer alten Freundin meines Vaters danken, ohne deren Unterstützung wir uns die Behandlung nicht hätten leisten können.« Ich sehe Gudrun an. Sie weint.

Und dann kann ich meine Tränen nicht mehr zurückhalten.

Ich wende mich dem Sarg zu, meinem toten Vater, der nicht einmal einen Meter von mir entfernt liegt, und sage: »Fesi, ich danke dir für alles, was du für mich getan hast. Ohne dich wäre ich nicht die, die ich bin. Du wirst immer in meinem Herzen sein.«

Weinend gehe ich zurück zu meinem Platz. Julie und Pete umarmen mich, und die *Crazy Combo* spielt *Corinna, Corinna*. Ich setze mich. Mir ist, als sei eine ungeheure Last von mir gefallen. Ich höre den Pastor sprechen, christliche Hoffnung, Fürbitte, Aussegnung. Dann treten sechs Sargträger an den Sarg, der schwarz glänzend zwischen einem Meer von orangefarbenen Rosen steht. Sie ziehen ihre Zylinder, verbeugen sich. Jemand startet ein Tonband, Musik setzt ein, und plötzlich füllt die Stimme meines Vaters, laut und voller Kraft, die Kapelle.

Nun steh' ich
schon in der Mitte meiner Zeit
und weiß zu gut,
was einmal war und was mir bleibt,
denn ich kann noch träumen,
hab' nie was bereut …

Plötzlich weine ich nicht mehr.

Ich leb', wie man so lebt,
mit jedem Tag, der kommt und geht,
ich bin mir treu,
denn ich lebe wieder und jeden Tag neu …

Mein Vater ist bei mir.

Und führt auch mein Weg mich durch Dunkelheit,
geb' ich mich nicht gleich verlor'n,
ich höre nie auf zu träumen,
ich schaue immer nur nach vorn …

Ich spüre eine ungeheure Kraft, stehe auf, folge dem Sarg, der unter den Klängen der Musik, seiner Hymne, hinausgetragen wird.

Ich leb', wie man so lebt,
mit jedem Tag, der kommt und geht,
ich bin mir treu,
denn ich lebe wieder und jeden Tag neu.

Ich habe gelacht und auch geweint,
ich habe keine Liebe gescheut,
das würde ich alles noch einmal tun,
ich habe es niemals bereut!

Ich lebe,
jeden Tag, der kommt und geht,
ich bin mir treu,
und ich lebe wieder und jeden Tag neu,
ich lebe wieder, jeden Tag neu!

Draußen bekommt jeder einen Luftballon, mit einer Karte daran, um meinem Vater einen letzten Gruß zu schicken. Eine lange Reihe schwarz gekleideter Menschen folgt dem Sarg zum Grab, und als der Sarg in die Tiefe gelassen wird, steigen hunderte bunte Luftballons zum Himmel auf, und ich weiß, dieses Fest, diese wundervolle Inszenierung seines letzten Auftritts, hätte meinem Vater gut gefallen.

EPILOG

Der Himmel ist blau, es riecht nach Erde. Der Gärtner sticht den Spaten in den Boden, schaufelt, Schweißperlen rinnen seinen Nacken herab. Sein Kollege rangiert und parkt den Lieferwagen dicht neben dem Grab. Auf der Ladefläche liegt eine junge Birke.

Die Sonne steht hoch. Es ist warm.

Der schwarze Grabstein glänzt, und ich fahre mit dem Zeigefinger den goldenen Buchstaben der Gravur nach. In der anderen Hand halte ich einen Briefumschlag und eine Rose.

Ein Mitarbeiter der Friedhofsverwaltung steht neben dem Grab und sieht zu. Er trägt grüne Latzhosen und eine Kappe. Zwischen seinen Lippen hängt eine Zigarette, ihre Asche ist kalt. Der Gärtner schaufelt. Sein Kollege steigt aus dem Lieferwagen, schaut einen Moment zu, sagt »noch tiefer« und geht zurück zum Auto. Er klappt die Rückwand der Ladefläche herunter und steigt hinauf. Er löst Seile und Stricke, hebt die Birke an. Der Friedhofsmitarbeiter hilft ihm, gemeinsam laden sie den Baum herunter. Die Birke ist etwa vier Meter hoch, ihr Wurzelballen steckt in einem Netz. Sie sieht zart aus, ihr weißer Stamm ist gerade gewachsen, ihre Zweige und Blätter sind von kräftigem Grün.

Der Gärtner legt die Schaufel beiseite. Die Männer heben die Birke in das Loch. »Passt«, sagt der Friedhofsmitarbeiter und steckt die Zigarette hinters Ohr. »Was für eine Hitze.« Er wischt sich über die Stirn und schaut zum Himmel. »Was für ein Tag.«

Es ist der 9. Juli. Der Geburtstag meines Vaters.

Die Männer heben die Birke wieder heraus. Ich trete neben das Grab und werfe den Brief, den ich meinem Vater zum siebzigsten Geburtstag geschrieben habe, in das Loch, küsse die Rose, werfe sie hinterher. Die Männer setzen die Birke darauf und beginnen, das Loch zuzuschaufeln. Ich sehe zu und freue mich, dass der Brief an meinen Vater, ein Bekenntnis meiner Liebe zu ihm, der Humus ist, auf dem dieser Baum wachsen wird.

Mein Vater hat nie über seinen Tod gesprochen, nur eines hat er einmal gesagt: dass er sich eine Birke an seinem Grab wünsche. Gudrun hat alles Nötige veranlasst.

Sie tritt neben mich, nimmt meine Hand.

»Du hast einmal gesagt, er wird mich beschützen, erinnerst du dich?«, frage ich.

»Selbstverständlich.«

»So ist es auch.«

»Ich weiß.«

Seit mein Vater gegangen ist, spüre ich eine Kraft, die ich nie kannte. Als wäre ein Teil von ihm nun in mir, etwas, was mich nährt und stärkt. Ich würde ihm gern erzählen, dass ich eine Rolle als Biest bekommen habe; ein Jahr lang spiele ich in der ARD-Telenovela *Sturm der Liebe* Fiona Marquardt, die stellvertretende Geschäftsführerin eines Hotels, die allen in ihrer Umgebung das Leben schwer macht. Die Serie wurde bereits in sechzehn Ländern verkauft – ein Hit. Doch ich bin sicher, mein Vater weiß es schon. Als ich vom Casting nach Hause flog, sah ich vor dem Flugzeugfenster einen Regenbogen. Zwanzig Minuten begleitete er mich, wie ein stiller Gefährte. Ich wusste, ich würde die Rolle bekommen. Und ich weiß, mein Vater schickt mir Zeichen. Manchmal schalte ich mein Handy aus – einen Moment später erscheint ein Bild vom Grab meines Vaters auf dem Display. Es leuchtet ein paar Sekunden auf, wie ein Gruß, dann verschwindet es.

Die Birke steht hoch und aufrecht neben dem Grab meines Vaters. Der Gärtner tritt Erde fest, sein Kollege schleppt eine Gießkanne mit Wasser heran. Zarter Schatten fällt auf den Grabstein, ein Muster aus vielen kleinen Blättern. Ein leichter Wind weht, bewegt sie hin und her.

»Dein Geburtstagsgeschenk, Fesi«, flüstere ich.

Der Gärtner schaufelt weiter. Als er beinahe fertig ist, reicht er mir die Schaufel. Ich schaufle etwas Erde in das Loch. Gudrun tut das Gleiche, Angelika ebenfalls.

Ich mache ein Foto.

Dann gießen wir die Birke und gehen.

DANKSAGUNG

An dieser Stelle möchte ich mich bei einigen Personen bedanken, die meinen Vater und mich auf diesem schweren Weg begleitet haben.

Zuallererst bei dem wunderbaren Professor Gernot Treusch, der sich stets Zeit nahm und uns durch seine Kompetenz, jahrzehntelange Erfahrung und sein Wissen alle erdenklichen Möglichkeiten aufgezeigt hat.

Dann Dr. Andreas Grothusen für seine klare und feinfühlige Art, die meinem Vater geholfen hat, sich mit dem »Ding« zu arrangieren.

Selbstverständlich auch bei Professor Holger Wehner und allen Mitarbeitern der gisunt Klinik, die jeden Tag einen super Job gemacht haben und professionell mit viel Herz bis zur letzten Stunde meinem Vater zur Seite standen.

Natürlich bei Angelika Beil, die 24 Jahre an Fesis Seite verbrachte und mit ihrer Liebe und Aufopferung wie ein Fels in der Brandung sein turbulentes Leben und Sterben begleitete.

Ganz besonders danken möchte ich meiner lieben Freundin Gudrun, die uns mit ihrem riesengroßen Herzen zur Seite stand. Denn nur ihrer tatkräftigen Hilfe ist es zu verdanken, dass Fesis Leben verlängert wurde.

Thanks to my dearest friend Julie. You´ve helped me so much for just being there, when I needed you the most. I love you forever!

Für tröstende Worte, gemeinsame Tränen und Mitgefühl danke ich Ernie, Bine, Jerry, Christopher und Anna, Ira und natürlich dem liebsten Pete – für seine positive Energie und Liebe, die mich in dieser schweren Zeit gerettet haben. Danke.

Fesi, du fehlst mir.

Wenn der eigene Körper zum Gegner wird

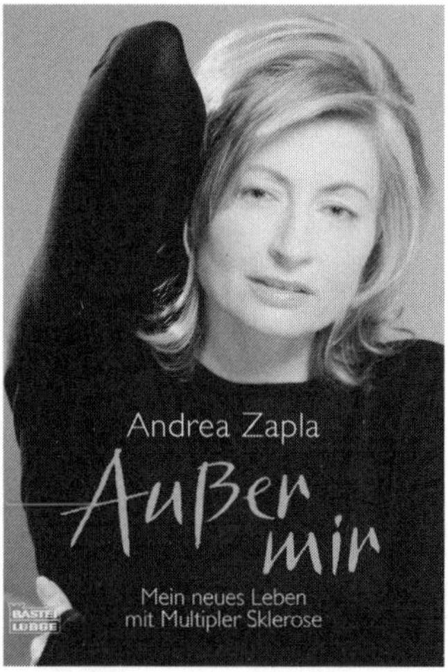

Andrea Zapla
AUSSER MIR
Mein neues Leben
mit Multipler Sklerose
Erfahrungen
368 Seiten
ISBN 978-3-404-61635-0

Zunächst sind nur die Füße betroffen, taub, wie auf Watte geht Andrea Zapla, stolpert manchmal, muss den Sport ausfallen lassen. Doch dann mehren sich die Symptome: ein Kribbeln in ihrem Bauch macht sich bemerkbar, wie ein kleines, unangenehmes Tier. Die Diagnose »Multiple Sklerose« eröffnet ihr schließlich Einsichten in eine merkwürdige Welt, in der die Naturgesetze nicht mehr zu gelten scheinen …

Lebensbejahend, voller Humor und Selbstironie erzählt Andrea Zapla die Geschichte ihrer Krankheit – und wie sie lernte, mit ihr zu leben.

Eine Freundschaft am Abgrund der Krankheit

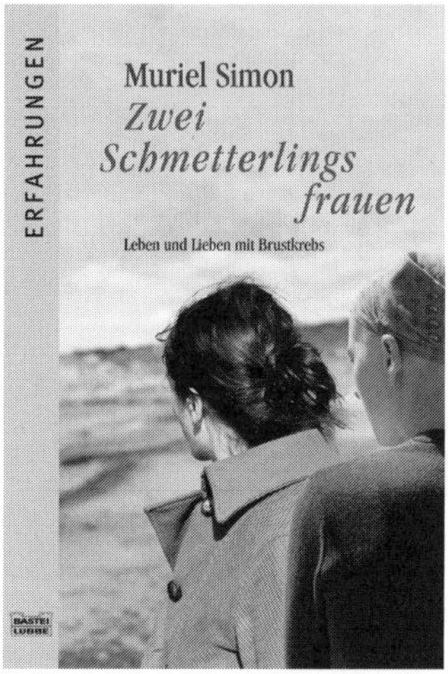

Muriel Simon
ZWEI
SCHMETTERLINGSFRAUEN
Leben und Lieben
mit Brustkrebs
Erfahrungen
208 Seiten
ISBN 978-3-404-61624-4

Monate nach ihrer Diagnose Brustkrebs gilt Muriel als geheilt – fürs Erste. Doch der Krebs wirft seine Schatten auf ihr Leben. Ihre Tochter Lara ist durch die Krankheit und lange Therapie der Mutter tief verstört und flieht in Phantasiewelten. Und Muriel weiß, Sicherheit gibt es für sie nur von einer Vorsorgeuntersuchung zur nächsten – ihr Leben ist eine ständige Achterbahnfahrt zwischen Hoffnung und Resignation. Da begegnet sie Irma wieder, die am selben Tag wie sie operiert wurde ...

»Ein Buch über die Chance, im Schrecken sich selbst zu entdecken, spannend, mit viel Poesie und Humor.«
Konstantin Wecker über Muriel Simons Debüt WIEDER IM LEBEN

Bastei Lübbe Taschenbuch